Postoperative herzchirurgische Intensivmedizin

Postoperative Herzchirurgie

Intensivmedizin

R. Kaulitz

A. Markewitz

A. Franke

G. Ziemer

Postoperative herzchirurgische Intensivmedizin

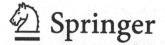
Springer

Prof. Dr. Renate Kaulitz,
Universitätsklinikum Tübingen

Priv. Doz. Dr. Axel Franke,
Bundeswehrzentralkrankenhaus Koblenz

OTA Prof. Dr. Andreas Markewitz,
Bundeswehrzentralkrankenhaus Koblenz

Prof. Dr. Gerhard Ziemer,
Universität Chicago, USA

ISBN-978-3-642-40441-2   ISBN 978-3-642-40442-9 (eBook)
DOI 10.1007/978-3-642-40442-9

Die Deutsche Nationalbibliothek verzeichnet diese Publikation in der Deutschen
Nationalbibliografie; detaillierte bibliografische Daten sind im Internet über
http://dnb.d-nb.de abrufbar.

Kartonierte Sonderausgabe, Ausschnitt aus G. Ziemer, A. Haverich (Hrsg.)
Herzchirurgie, 3. Auflage 2010

Springer Medizin
© Springer-Verlag Berlin Heidelberg 2013

Planung: Dr. Fritz Kraemer, Heidelberg
Projektmanagement: Willi Bischoff, Heidelberg
Projektkoordination: Heidemarie Wolter, Heidelberg
Umschlaggestaltung: deblik Berlin
Fotonachweis Umschlag: © fotolia
Satz: Fotosatz-Service Köhler GmbH – Reinhold Schöberl, Würzburg

Gedruckt auf säurefreiem und chlorfrei gebleichtem Papier

Springer Medizin ist Teil der Fachverlagsgruppe Springer Science+Business Media

Vorwort

Das Buch, das Sie in Händen halten, enthält die beiden intensivmedizinischen Kapitel aus der im Jahre 2010 erschienenen 3. Auflage des von Herrn Prof. Dr. Dr.h.c. Ziemer und Herrn Prof. Dr. Dr.h.c. Haverich herausgegebenen Buches »Herzchirurgie«. Wir sind dabei einer Anregung des Springer Verlages gefolgt und danken den Herausgebern für die Möglichkeit, die beiden Kapitel zur postoperativen Intensivmedizin separat zum Nachdruck zur Verfügung zu stellen.

Im Kapitel zur herzchirurgischen Intensivmedizin werden die wesentlichen Inhalte der postoperativen Intensivtherapie sowohl für den Normalverlauf als auch für komplexe intensivmedizinische Herausforderungen nach herzchirurgischen Operationen dargestellt.

Das Kapitel »Intensivtherapie in der Kinderherzchirurgie« sollte den gewachsenen Anforderungen in der pädiatrischen Kardiologie und Herzchirurgie gerecht werden. In den vergangenen Jahren hat sich die neonatale Korrekturoperation auch komplexer angeborener Herzfehler etabliert; der Anteil der Erwachsenen mit angeborenen Herzfehlern nach Palliativ- und Korrekturoperation wird zunehmend größer. Dieses macht besondere Anforderungen an die kardiovaskuläre Anästhesiologie deutlich, die sich mit neuen, speziellen Behandlungskonzepten in die Herzchirurgie, pädiatrische Kardiologie und Erwachsenenkardiologie eingebunden sieht.

Aufgrund der Tatsache, dass es sich um den Nachdruck von 2 Kapiteln handelt, die vor 2010 verfasst wurden, sind nicht mehr alle Inhalte und Definitionen dieses Buches aktuell, so ist z.B. die im Buch verwendete Einteilung der respiratorischen Insuffizienz in ALI und ARDS seit der Berlin-Definition verlassen. Dennoch hoffen wir, dem an der herzchirurgischen Intensivmedizin interessierten Leserkreis einen nach wie vor praxisnahen und bei der täglichen Arbeit am Patientenbett hilfreichen Überblick über die relevanten Fragestellungen und deren Lösungsmöglichkeiten zur Verfügung stellen zu können.

Die Verfasser

Inhaltsverzeichnis

Serviceteil

Autoren

Prof. Dr. med. Renate Kaulitz
Kinderklinik der Karl-Eberhards-Universität
Abteilung Kinderkardiologie
Hoppe-Seyler-Straße 3
72076 Tübingen
Renate.Kaulitz@med.uni-tuebingen.de

Prof. Dr. med. Andreas Markewitz
Bundeswehrzentralkrankenhaus
Klinik für Herz- und Gefäßchirurgie
Rübenacher Str. 170
56072 Koblenz
andreasmarkewitz@bundeswehr.org

Priv. Doz. Dr. med. Axel Franke
Bundeswehrzentralkrankenhaus
Klinik für Orthopädie und Unfallchirurgie
Rübenacher Str. 170
56072 Koblenz
Axel1Franke@bundeswehr.org

Prof. Dr. med. Gerhard Ziemer
University of Chicago Medical Center
Department of Surgery, Sect. Cardiac A
South Maryland Av. 4051 5841
60637 Chicago MC
USA
gziemer@surgery.bsd.uchicago.edu

Herzchirurgische Intensivmedizin

A. Markewitz, A. Franke

R. Kaulitz, A. Markewitz, A. Franke, G. Ziemer,

1.1   Einleitung

Die folgenden Abschnitte geben einen Überblick über die erforderlichen Maßnahmen im Rahmen der postoperativen Intensivmedizin nach herzchirurgischen Eingriffen. Es ist unmöglich, ein so komplexes Thema wie die herzchirurgische Intensivmedizin in einem Kapitel erschöpfend darzustellen. Der Leser sei daher in diesem Zusammenhang zusätzlich auf die weiterführende Literatur verwiesen.

Das Kapitel gliedert sich orientierend am klinischen und zeitlichen Verlauf. Es vertieft nicht die physikalischen Grundlagen der erhobenen Messwerte und Parameter und gibt nur in Ansätzen Fehlermöglichkeiten dieser Methoden wieder.

Es ist durch die unberechenbare Abfolge des Tagwerks auf einer Intensivstation bedingt, dass man den hier wiedergegebenen Ablauf nicht immer einhalten kann, und es zeichnet den erfahrenen Kliniker aus, auch unter Zeitdruck die wesentlichen Dinge zu erfassen und trotz der hierdurch eingeschränkten Wahrnehmung zur richtigen therapeutischen Entscheidung zu kommen. Die im Folgenden dargestellten Inhalte sollen ein Grundgerüst zur Entscheidungshilfe geben.

1.2   Ziele der Intensivbehandlung

> Grundsätzlich ist es das Ziel der postoperativen intensivmedizinischen Maßnahmen, den Patienten nach zeitgerechter Extubation peripher warm und kardiopulmonal stabil so zeitnah wie möglich zu verlegen.

Dies beinhaltet die möglichst schnelle Widerherstellung der Homöostase, d. h. der Patient soll nach einer Herzoperation so schnell wie möglich

- aufwachen,
- extubiert werden,
- normale Herz-Kreislauf-Verhältnisse aufweisen,
- essen und trinken und
- von Anfang an schmerzfrei sein.

Dies setzt neben einer von operativer und anästhesiologischer Seite aus regelrecht durchgeführten und komplikationslos verlaufenen Herzoperation voraus, dass die übrigen körpereigenen Systeme normal funktionieren. Damit sind die nächsten Ziele definiert:

- Verhinderung von Komplikationen durch entsprechendes präventives therapeutisches Eingreifen und
- für den Fall, dass dies nicht ausreicht, rasche und konsequente Behand-

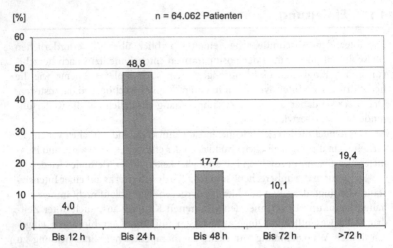

⬛ Abb. 1.1 Dauer des Aufenthalts auf der Intensivstation bei Patienten nach isolierter koronarer Bypassoperation, Aortenklappenersatz bzw. der Kombination von beidem. Nach den Ergebnissen der Bundesgeschäftsstelle für Qualitätssicherung (2008)

Nimmt man den Surrogatparameter »Dauer des Aufenthalts auf der Intensivstation« als Anhalt dafür, ob ein normaler oder ein komplizierter Verlauf vorliegt, und definiert eine Aufenthaltsdauer von weniger oder mehr als 3 Tagen als Trennlinie zwischen beiden, so zeigen die Ergebnisse der Bundesgeschäftsstelle für Qualitätssicherung (BQS; ⬛ Abb. 1.1), dass die ersten beiden Ziele im klinischen Alltag dieser Republik in etwa 80 % der Fälle erreicht werden.

Ergebnisse der Literatur (Vargas-Hein et al. 2006) bestätigen diese Annahme: In einer monozentrischen Studie mussten 685 von 2683 Patienten (25,5 %) länger als 3 Tage auf der Intensivstation behandelt werden. Der im Vergleich zu den 19,3 % in ⬛ Abb. 1.1 höhere Prozentsatz wird verständlich, wenn man berücksichtigt, dass die BQS nicht alle Herzoperationen in Deutschland betrachtet und die nicht berücksichtigten Eingriffe nicht selten mit einem höheren Anteil von komplizierten Verläufen vergesellschaftet sind.

Zusammengefasst kann man also davon ausgehen, dass etwa 75 % der herzchirurgischen Patienten einen Normalverlauf aufweisen und nur in ungefähr 25 % der Fälle Probleme auftreten, die einer längeren intensivmedizinischen Betreuung bedürfen.

1.3 Allgemeine intensivmedizinische Maßnahmen

1.3.1 Aufnahme auf die Intensivstation und Übergabe

Nach dem kontrollierten Transport des Patienten auf die Intensivstation durch den behandelnden Anästhesisten und einen Operateur erfolgt die Übergabe des Patienten an den diensthabenden Kollegen auf der Intensivstation. Im Rahmen der Übergabe müssen alle relevanten Informationen mitgeteilt werden, die erforderlich sind, um den weiteren Verlauf abzuschätzen und damit die Therapieziele für die folgenden 12–24 h festzulegen.

> Da das klinische Bild des Patienten (neben den Informationen aus dem Monitoring und den Laborverlaufskontrollen) das therapeutische Handeln bestimmt, kommt der körperlichen Untersuchung zum Zeitpunkt der Übernahme eine große Bedeutung zu.

Für die Übergabe notwendige Informationen aus der prä- und intraoperativen Phase Die folgenden Punkte sollten im Rahmen der Übergabe des Patienten besprochen werden. Vorteilhaft ist ein standardisiertes Übergabeprotokoll, welches folgende wichtige Punkte enthält:

- Name,
- Alter,
- Größe und Gewicht präoperativ,
- Anamnese (Vorgeschichte, Vorerkrankungen, Risikofaktoren),
- präoperative Medikation,
- Status zu Beginn der Operation (Intubationsprobleme, Lage der Zugänge, Herzzeitvolumen – sofern gemessen –, Ausgangswert der »activated clotting time«, auffällige Laborwerte),
- Diagnose und durchgeführter Eingriff,
- Narkoseführung und intraoperative Medikation,
- Beatmungsparameter und Auffälligkeiten in der Blutgasanalyse,
- intraoperativer Verlauf,
- Komplikationen,
- eventuelle inkomplette Versorgung/Restvitium,
- EKG-Befund (Zeichen einer Ischämie?),
- Blutungsneigung,
- Lage der Drainagen,
- gegebene und noch vorhandene Blutprodukte,
- intraoperativer Füllungszustand und Pumpfunktion bei Abschluss der Operation (in Relation zu den erhobenen Messwerten: Herzfrequenz, systolischer Blutdruck, zentraler Venendruck, Herzzeitvolumen).

Grundsätzlich ist die Übergabe auch in Form einer elektronischen Datei/Patientenakte möglich. Allerdings birgt diese Entlastung die Fehlermöglichkeit, die Wahrnehmung der behandelnden Kollegen einzuschränken – ein Aspekt, der bisher überhaupt noch nicht untersucht wurde.

1.3.2 Erhebung des Aufnahmestatus

Körperliche Untersuchung

Generell erfolgt bei Übernahme die Untersuchung des Patienten in Form von Inspektion, Palpation und Auskultation. Die Erhebung des Untersuchungsbefundes zu diesem Zeitpunkt ist Voraussetzung für die Verlaufsbeurteilung des Patienten und die richtige Interpretation der im Weiteren erhobenen Messwerte und Befunde.

Bei der **Inspektion** gilt es, die Pupillenreaktion und -stellung, ein eventuelles Grimassieren des Patienten, die Lage der Zugänge und Drainagen, die Positionierung des Beatmungstubus, die Stellung der Extremitäten, das Hautkolorit, eine evtl. vorhandene Stauung der Halsvenen sowie die Durchblutung der sichtbaren Schleimhäute und der Akren zu beurteilen.

Im Rahmen der **Palpation** werden der Hautturgor, vorhandene Ödeme, das seitengleiche Heben des Thorax, die Bauchdeckenspannung sowie der Pulsstatus der Extremitäten erfasst. Um den Grad der durch relative Hypovolämie, Hypothermie oder endogene und exogene Katecholamine vermittelten Zentralisierung zu dokumentieren, werden die Extremitäten seitengleich von zentral nach peripher abgetastet und der Befund dokumentiert. Die Durchgängigkeit der Drainagen wird durch »anmelken« geprüft, um etwaige Koagel zu entfernen.

Mittels **Auskultation** wird das Herz auf Strömungsgeräusche untersucht und die Belüftungssituation der einzelnen Lungenabschnitte im Seitenvergleich sowie die Qualität der Atemgeräusche erfasst. Darmgeräusche sind zu diesem Zeitpunkt meist nicht zu auskultieren. Bei fehlender Sekretion der liegenden Magensonde sollte eine auskultatorische Lagekontrolle durch Luftinsufflation unter Auskultation im Epigastrium erfolgen.

Abschließend werden Qualität und Menge der Sekretion der Drainagen erfasst, zudem wird der Füllungsstand der Drainagen bei Übernahme markiert und dokumentiert.

Narkose- und Sedierungstiefe

Um die Sedierungstiefe festzustellen, erfolgen die Ansprache des Patienten, die Berührung beispielsweise an der Stirn und ggf. die Vermittlung eines adäquaten Schmerzreizes. Für den Transport, die Übergabe und das Lagern des

Score-Wert	Sedierungsgrad	Beurteilung
0	Patient wach und voll orientiert (stressfrei)	keine Sedierung
1	Patient ängstlich, agitiert, unruhig	Sedierung evtl. zu flach
2	Patient wach, kooperativ, orientiert; Patient zeigt adäquate Reaktionen und toleriert/akzeptiert ggf. die Beatmung bzw. die Atemunterstützung	Adäquate Sedierung
3	Patient schläft; promptes Erwachen auf Berührung/laute Ansprache; Patient zeigt lebhafte Reaktionen auf Manipulation (Tubus oder Lagern)	
4	Patient schläft; träges Erwachen auf Berührung/laute Ansprache	
5	Patient schläft; kein Erwachen auf Berührung/laute Ansprache, aber Reaktion auf starke Schmerzreize	Sedierung evtl. zu tief

◻ Tab. 1.1 Ramsay-Score

erhobenen Befunde sind immer in Relation zu den applizierten Medikamentenmengen zu bewerten.

Neurologischer Status

Eine standardisierte Möglichkeit zur Verlaufskontrolle des neurologischen Status ist die Verwendung der Glasgow Coma Scale. Allerdings ist diese beim sedierten, intubierten und kontrolliert beatmeten Patienten nur von eingeschränkter Aussagekraft. Da zerebralen Ischämien und intrazerebralen Blutungen mit einer Inzidenz von 1–5 % nach herzchirurgischen Eingriffen (Markewitz u. Lante 2006) eine nicht unerhebliche Bedeutung zukommt, müssen bei der Übernahme und im Verlauf der Überwachung die Pupillenreaktion, die Stellung der Bulbi und die motorische Reaktion der Extremitäten dokumentiert werden, um frühzeitig Hinweise auf einen komplizierten Verlauf zu sichern sowie weitere diagnostische (z. B. kraniale Computertomographie) und therapeutische Maßnahmen zu ergreifen.

Volumenstatus, Zentralisation und Körpertemperatur

Das hämodynamische Monitoring und die Differenzialtherapie mittels adäquater Volumensubstitution sowie positiv inotroper und vasoaktiver Subs-

◻ **Tab. 1.2.** Glasgow Coma Scale

Reaktion	Aktion	Punkte
Augen öffnen	Spontan	4
	Auf Ansprache	3
	Auf Schmerzreiz	2
	Gar nicht	1
Beste motorische Reaktion	Patient befolgt Aufforderungen	6
	Gezielte Abwehr	5
	Wegziehen	4
	Pathologische Beugung	3
	Strecken	2
	Keine	1
Beste verbale Antwort	Patient orientiert	5
	Patient verwirrt	4
	Wortsalat	3
	Unverständliche Laute	2
	Keine	1

lung herzchirurgischer Patienten. Umso wichtiger ist es, zu Beginn der Behandlung auf der Intensivstation abzuschätzen, ob der Patient über ein ausreichendes intravasales Volumen verfügt und mit welchem Grad der Zentralisierung bzw. der peripheren Vasokonstriktion dieser Status gehalten wird. In Relation zur gemessenen Körperkerntemperatur, zum kontinuierlich gemessenen zentralvenösen Druck (in Abhängigkeit vom applizierten positiven endexspiratorischen Druck –»positive endexpiratory pressure«, PEEP) sowie zur Undulation der arteriellen Druckkurve, der Herzfrequenz und des systolischen Blutdrucks kann der Volumenbedarf abgeschätzt werden.

❯ Sofern zum Zeitpunkt der Übernahme keine Hinweise auf eine Hypervolämie vorliegen (Lungenödem, zentrale Stauung auf der Röntgenaufnahme des Thorax, Rechtsherzversagen oder Trikuspidalinsuffizienz), sollte Volumen substituiert werden, um Blutdruck-abfällen – bedingt durch einen raschen Abfall des peripheren Widerstandes im Rahmen der Wiedererwärmung – vorzubeugen.

Herzrhythmus und -frequenz

Um eine ökonomische Herzfunktion zu gewährleisten, sollte postoperativ eine Herzfrequenz zwischen 60 und 120/min angestrebt werden. Hierbei stellt eine koordinierte Kontraktion von Vorhöfen und Ventrikel im Sinusrhythmus oder unter entsprechender Schrittmacherstimulation das Optimum dar, um ein Herzzeitvolumen von >2,0 l/min/m^2 KOF zu gewährleisten. Da nach herzchirurgischen Eingriffen mit kardiopulmonalem Bypass gehäuft brady- und tachykarde Rhythmusstörungen auftreten, muss eine regelmäßige Herzrhythmusanalyse mit kontinuierlicher Herzfrequenzerfassung erfolgen. Je nach EKG-Veränderung und Monitorsystem kann für die Frequenzaufzeichnung auch die Messkurve der arteriellen Druckaufzeichnung oder die Kurve der peripheren Pulsoxymetrie herangezogen werden. Im Zweifelsfall ist der Puls zu tasten.

Schrittmachertest

Je nach Operation und präoperativ oder intraoperativ bestehenden Rhythmusstörungen erfolgt die Implantation von Schrittmacherdrähten auf den rechten Vorhof und/oder Ventrikel, im Einzelfall auch auf den linken Ventrikel. Bedingt durch die hohe Inzidenz postoperativer Rhythmusstörungen, die das angestrebte Herzzeitvolumen reduzieren oder den Einsatz von Antiarrhythmika erforderlich machen, kommt der externen elektrischen Stimulation eine besondere Bedeutung zu. Aus diesem Grund ist die Funktion der vorhandenen Stimulationsdrähte zu prüfen und zu dokumentieren, da bei unsachgemäßer Anwendung, z. B. bei Stimulation des Ventrikels in der vulnerablen Phase des QRS-Komplexes, eine ventrikuläre Tachykardie ausgelöst werden kann; umso wichtiger ist eine einwandfreie Wahrnehmungsfunktion.

1.3.3 Basismonitoring und Diagnostik

Ein einziges, ideales Monitoringverfahren, das alle Anforderungen an die hämodynamische Überwachung in der Herzchirurgie erfüllt, ist aktuell nicht verfügbar.

Als Basismonitoring für postoperative herzchirurgische Intensivpatienten hat sich Folgendes etabliert (Carl et al. 2007):

- EKG und 12-Kanal-EKG,
- invasive Blutdruckmessung,

- Pulsoxymetrie,
- Bilanzierung (Drainagen, Ein-und Ausfuhr),
- zentrale Temperaturmessung.

Diese Methoden stellen die Grundlage für die Verlaufskontrolle beim komplikationslosen Verlauf eines Patienten mit niedrigem Risiko dar und müssen ggf. bei entsprechender Indikation um weitere Parameter erweitert werden (s. unten).

Nach der Aufnahme sollten das klinische Bild und die erhobenen Messwerte des Basismonitorings um folgende Untersuchungen ergänzt werden:
- arterielle und zentralvenöse Blutgasanalyse,
- Röntgenaufnahme des Thorax im Liegen und in Inspiration,
- Routinelabordiagnostik.

Im Weiteren werden die genannten Methoden und Maßnahmen kurz beschrieben.

EKG und 12-Kanal-EKG

Die kontinuierliche EKG-Überwachung erfolgt im Rahmen des Basismonitorings zur Arrhythmie- und Ischämiediagnostik. Sie sollte die Aufzeichnung der Ableitungen II und V5 oder alternativ II und V3 oder II und V4 oder, sofern technisch möglich, V3, V4 und V5 enthalten. Ein ST-Segment-Monitoring wird bei jeder EKG-Überwachung empfohlen.

Bei herzchirurgischen Patienten wird ein 12-Kanal-EKG mit Dokumentation bei stationärer Aufnahme auf die Intensivstation sowie im Verlauf der ersten 3 postoperativen Tage des Aufenthalts auf der Intensivstation einmal täglich als ausreichend angesehen. Ab dem 3. Tag einer Weiterbehandlung auf der Intensivstation erfolgt die Indikationsstellung nach der jeweiligen klinischen Situation.

Invasive Blutdruckmessung

Die kontinuierliche Messung des arteriellen Blutdrucks ist bei herzchirurgischen Patienten in der postoperativen Phase integraler Bestandteil der intensivmedizinischen Überwachung.

Die Erfassung des arteriellen Perfusionsdrucks ist prinzipiell nichtinvasiv oszillometrisch über eine Manschette oder invasiv durch eine arterielle Gefäßkanülierung möglich. Hierbei ist die oszillometrische Messung fehlerbehaftet und gibt nur unzureichend den intravasalen Perfusionsdruck wieder.

Die invasive Blutdruckmessung erlaubt die Schlag-zu-Schlag-Überwachung des Kreislaufs und damit über die atemabhängige Undulation der Kurve eine Abschätzung des Volumenstatus. Bei Einsatz von vasoaktiven und

bar, und repetitive Blutentnahmen für Blutgas- und Laboranalysen sind problemlos durchzuführen.

Fehlermöglichkeiten bestehen in der nicht korrekten Eichung des Druckaufnehmers oder im Auftreten von Luft im Messsystem, was die Impedanz des Systems beeinflusst und damit zur Verfälschung der Druckkurve durch Dämpfung führt.

Als **Zielwert** zur Beurteilung des Blutdrucks hat sich in der Intensivtherapie herzchirurgischer Patienten der arterielle Mitteldruck (»mean arterial pressure«, MAP) etabliert, der sich wie folgt aus dem invasiv gemessenen systolischen (AP syst) und diastolischen Blutdruck (AP dia) errechnet:

MAP [mmHg] = AP dia + 1/3 (AP syst – AP dia)

Messung des zentralen Venendrucks

Der in der V. cava superior etwa 1–2 cm oberhalb des rechten Atriums gemessene zentralvenöse Druck (ZVD) entspricht dem rechtsatrialen Druck und dieser – bei fehlender Trikuspidalstenose – näherungsweise dem enddiastolischen Druck im rechten Ventrikel. Der ZVD hängt u. a. vom intravasalen Volumen, vom peripheren Gefäßtonus, von der rechtsventrikulären Compliance, vom pulmonalen Gefäßwiderstand sowie vom intrathorakalen Druck (PEEP-Beatmung/intrinsischer PEEP) ab.

Der ZVD ist v. a. bei einem Volumenmangel vermindert sowie bei Rechtsherzversagen, Lungenembolie, Perikardtamponade, Spannungspneumothorax und Hypervolämie, aber auch bei hohen PEEP-Werten (Faustregel: ZVD real = ZVD – PEEP) erhöht.

Wegen der hohen Compliance der venösen Kapazitätsgefäße ist die Aussagekraft des ZVD insgesamt begrenzt; im zeitlichen Verlauf kann er dennoch wertvolle Informationen über den Volumenstatus sowie die rechtsventrikuläre Vorlast und Compliance liefern. Hier ist z. B. im Rahmen der Übergabe des Patienten zu erfragen, bei welchem ZVD vom kardiopulmonalem Bypass entwöhnt wurde und welcher Zielwert zur Optimierung der rechts- und linksventrikulären Pumpfunktion angestrebt wird.

Pulsoxymetrie

Die perkutane spektralphotometrische Bestimmung der Sauerstoffsättigung ermittelt nichtinvasiv und kontinuierlich die periphere arterielle Sauerstoffsättigung (SaO_2), die als prozentualer Anteil des oxygenierten Hämoglobins an der Summe von oxygeniertem und desoxygeniertem Hämoglobin definiert ist. Sie ist in ihrer diagnostischen Bedeutung dem Sauerstoffpartialdruck (paO_2) vergleichbar.

Das respiratorische Monitoring ermöglicht die Beurteilung der pulmona-

◻ **Tab. 1.3** Anhaltswerte zur Abschätzung des Sauerstoffpartialdrucks (paO$_2$) anhand der gemessenen Sauerstoffsättigungen (SaO$_2$)

Parameter	Werte					
PaO$_2$ [mmHg]	26	35	40	60	90	150
SaO$_2$ [%]	50	66	75	90	95	100

konzentration darüber hinaus die Abschätzung des arteriellen Sauerstoffangebots an das Gewebe. Zusätzlich wird durch die Erfassung der Pulskurve die mechanische Herzaktion dargestellt.

Eine Fehlerquelle liegt in der fehlenden Diskriminierungsfähigkeit der handelsüblichen Geräte für oxygeniertes Hämoglobin, Carboxyhämoglobin und Methämoglobin, was zu überhöhten Messwerten bei relevanten Konzentrationen dieser Dyshämoglobine führt. Orientierend entsprechen die in ◻ Tab. 1.3 dargestellten peripheren Sauerstoffsättigungen dem gemessenen paO$_2$ bei einem Kohlendioxidpartialdruck von 40 mmHg und einem pH-Wert von 7,4 bei normaler Temperatur.

Flüssigkeitsbilanzierung

Die postoperative Bilanzierung umfasst die Dokumentation der Flüssigkeitsein- und -ausfuhr unter Berücksichtigung der Diurese und der Drainagenverluste.

In den ersten 24 h nach der Operation hat sich die stündliche Bilanzierung der »kristalloiden« Ein- und Ausfuhr bewährt. Danach kann die Bilanzierung in Abhängigkeit vom klinischen Zustand des Patienten in größeren Zeitintervallen, aber mindestens alle 4 h erfolgen. In manchen Kliniken ist es üblich, die »kristalloide« von der »kolloidalen« Bilanz zu trennen. Es spricht außer dem etwas erhöhten Dokumentationsaufwand nichts gegen dieses Vorgehen. Andererseits gibt es keine fundierten Hinweise darauf, dass dieses Vorgehen Vorteile hat.

Bilanzierung der Drainagen

Bei Aufnahme ist der Füllungstand der Drainagebehälter zu dokumentieren. Während es in der Allgemeinchirurgie umstritten ist, ob Drainagen suffizient eine Nachblutung anzeigen können, gilt dies in der Herzchirurgie als etabliert. Allerdings muss die Duchgängigkeit der Drainagen durch aktive Manipulation (»Anmelken«) immer wieder geprüft werden. Atem- oder pulssynchrone Bewegungen der Flüssigkeitsspiegel zeigen ebenfalls die Durchgängigkeit an. Bei Pleuradrainagen ist darüber hinaus zu prüfen, ob diese als Hinweis auf eine pul-

Die Gesamtfördermenge aller Drainagen sollte wünschenswerterweise <100 ml/h betragen. Liegt die Blutfördermenge darüber, ist die Gerinnungsfunktion zu prüfen:

- »activated clotting time« (ACT),
- Quick-Wert,
- partielle Thromboplastinzeit (»partial thromboplastin time«, PTT),
- Fibrinogenspiegel,
- Thrombozytenzahl,
- ggf. funktionelle Gerinnungstests, z. B. Thrombelastometrie oder Thrombelastographie.

Ist der Patient kreislaufstabil und ohne Hinweis auf eine Mediastinal- bzw. Perikardtamponade, können die genannten Parameter zunächst normalisiert werden (vgl. Abschnitt 1.4.5). Bei hohen Fördermengen der Drainagen, hämoglobinwertwirksamer Blutung oder zunehmendem Perikarderguss sollte vor Auftreten einer Kreislaufinstabilität der Entschluss zur Re-Thorakotomie gefasst werden (vgl. Abschnitt 1.5.3).

Zentrale Messung der Körpertemperatur

Die Temperaturmessung sollte möglichst kontinuierlich erfolgen. Sie ist u. a. Voraussetzung für die Korrektur der mittels Blutgasanalyse ermittelten Messwerte. Aus diesem Grund sollte die Temperatur zumindest bei der arteriellen Blutabnahme für die Blutgasanalyse bestimmt werden. Bei diskontinuierlicher Messung wird ein 4-stündliches Intervall empfohlen. Die Messung kann über einen liegenden Blasenkatheter, ösophageal, über den Pulmonalarterienkatheter oder mittels Infrarottechnik (Mittelohrtemperatur) erfolgen.

Die Interpretation erfolgt immer in Zusammenhang mit dem klinischen Bild: Während es völlig normal ist, dass sich die Körperkerntemperatur in der Phase der postoperativen Wiedererwärmung bei peripherer Vasokonstriktion innerhalb von 2–3 h auf 39°C erhöht, um dann nach peripherer Vasodilatation wieder auf Normalwerte abzusinken, ist eine Temperaturerhöhung bei peripherer Vasodilatation eher ein Hinweis auf eine prolongierte systemische Entzündungsreaktion (»systemic inflammatory response syndrome«, SIRS) oder ein septisches Geschehen.

Blutgasanalyse

Eine Blutgasanalyse sollte direkt nach Aufnahme auf die Intensivstation erfolgen und bei Auftreten einer kardiopulmonalen Instabilität oder bei Veränderung der Ventilationsparameter innerhalb eines Zeitintervalls von 30 min wiederholt werden. Bei einer inspiratorischen Sauerstofffraktion (FiO_2) von >0,6 wird eine Blutgasanalyse alle 4 h, sonst mindestens alle 8 h

Da der Transport aus dem Operationssaal auf die Intensivstation in der Regel mit einer FiO$_2$ von 1,0 erfolgt, um bei Diskonnektion der Beatmung oder anderen Problemen eine gewisse Sauerstoffreserve zu haben, kann über den direkt nach Aufnahme bestimmten paO$_2$ auf die Lungenfunktion geschlossen werden. Patienten, die unter den genannten Bedingungen (kontrollierte Beatmung mit einer FiO$_2$ von 1,0 zum Transport) einen körpertemperaturkorrigierten paO$_2$ von <200 mmHg aufweisen (Horovitz-Quotient von <200, s. S. 64), haben mit einer gewissen Wahrscheinlichkeit ein pulmonales Problem und bedürfen besonderer Aufmerksamkeit sowie engmaschiger Kontrollen.

Darüber hinaus kann mit den meisten Blutgasanalysegeräten eine Bestimmung von Parametern des Säure-Basen-Haushalts, bestimmter Elektrolytkonzentrationen (zumeist Kaliumkonzentration) sowie des Hämoglobin- und Blutzuckerwertes erfolgen.

Röntgenaufnahme des Thorax

Zur Lagekontrolle der bei Narkoseeinleitung eingebrachten zentral liegenden Katheter, des Beatmungstubus, der Magensonde und der Drainagen sowie zur Beurteilung der Ventilationsverhältnisse der Lunge ist eine Röntgenaufnahme des Thorax im Liegen nach Abschluss der Lagerungsmaßnahmen bzw. zum Zeitpunkt der Aufnahme obligat. Dabei sollte die Aufnahme in Inspiration erfolgen. Neben dem Auschluss eines Hämato- oder Pneumothorax und einer zentralen Stauung bietet die radiologische Verlaufskontrolle unter standardisierten Bedingungen einmal täglich bis zum 3. postoperativen Tag die Möglichkeit, den Volumenstatus abzuschätzen. Im weiteren Verlauf erfolgt die Indikation zur Röntgenaufnahme des Thorax bei konkreten klinischen Fragestellungen.

Routinelaboruntersuchungen

Der herzchirurgische Eingriff stellt einen Eingriff in die Integrität aller physiologischen Vorgänge des Organismus dar. Mit den Änderungen der Körpertemperatur, der Vollheparinisierung, dem Volumenumsatz, den Elektrolytverschiebungen und der Dauer der Operation mit entsprechender Akutphasereaktion sind nur einige der Faktoren genannt, welche die Laborwerte postoperativ beeinflussen. Daher ist die Kontrolle der folgenden Laborwerte bei Aufnahme obligat:

- Blutbild,
- Aktivität der Laktatdehydrogenase (LDH),
- Harnstoff- und Kreatininkonzentration,
- Quick-Wert,
- PTT,
- Antithrombin-III-Spiegel,
- Aktivität der Kreatinkinase (»creatine kinase«, CK) und der CK-MB,

- Aktivität von Aspartat-Aminotransferase (AST), früher Glutamat-oxalazetattransaminase (GOT) und Alanin-Aminotransferase (ALT), früher Glutamatpyruvattransaminase (GPT),
- Konzentration des C-reaktiven Proteins (CRP).

Bis zum Morgen sollten bei unkompliziertem Verlauf 6-stündlich folgende Parameter kontrolliert werden:
- Blutbild,
- Quick-Wert,
- PTT,
- Antithrombin-III-Spiegel,
- Harnstoff- und Kreatininkonzentration,
- Aktivität von CK und CK-MB,
- Troponin-I-Spiegel.

Ab dem Morgen des ersten postoperativen Tages halten wir ein Intervall von 12 h für ausreichend. Ergänzend sollten einmal pro Tag der Gesamteiweißgehalt, der Laktatspiegel und die Leberwerte bestimmt werden.

Eine Verlaufskontrolle des Blutzuckerspiegels und der Elektrolytwerte erfolgt zumeist mit der Blutgasanalyse, die wir unter Beatmung stündlich und bei extubierten Patienten mit adäquater peripherer SaO_2 (>92 %) alle 3–4 h durchführen. Andere Laborparameter werden nur bei entsprechender Indikation bestimmt.

1.4 Ziele und Standardmaßnahmen der herzchirurgischen Intensivmedizin

1.4.1 Ziele und Zielkriterien

Eine erfolgreiche herzchirurgische Intensivmedizin setzt voraus, dass die Therapieziele klar definiert sind. Dadurch lassen sich verzögerte oder komplizierte Verläufe identifizieren, d. h. Situationen erkennen, die dazu zwingen, das Monitoring und/oder die Therapiemaßnahmen zu erweitern. Es versteht sich von selbst, dass für eine erfolgreiche Therapieplanung und Umsetzung die Erreichung bzw. die Anpassung der definierten Zielkriterien engmaschig (in der Regel einmal pro Schicht) kontrolliert werden muss.

Als Zielkriterien für die postoperative Therapie sind bei unkompliziertem Verlauf innerhalb der ersten 24 h postoperativ die folgenden Werte und Parameter anzustreben:
- wacher Patient (Ramsay-Score von 2; ◘ Tab. 1.1) ohne Hinweis auf ein

- warme Extremitäten ohne Ödeme bei ausgeglichener Bilanz,
- keine pathologischen Veränderungen im Rahmen der Blutgasanalyse,
- keine Hinweise auf eine Blutung oder Gerinnungsstörung,
- Hämoglobinkonzentration von >8 mg/dl,
- SaO$_2$ von >92 % (peripher),
- MAP von >65 mmHg,
- Sinusrhythmus mit einer Herzfrequenz von 60–120/min,
- ausreichende ventrikuläre Pumpfunktion bei der orientierenden Echokardiographie,
- ZVD von 8–12 mmHg (abhängig von der Beatmung),
- stabile Diurese von >0,5 ml/kg KG/h bei stabilen oder fallenden Retentionswerten,
- Laktatspiegel von <3 mmol/l.

Die zunehmende Komorbidität und das steigende Alter der herzchirurgischen Patienten bedingen, dass dieser wünschenswerte Verlauf nicht immer erreicht werden kann. Die klinische Erfahrung zeigt, dass Fehler in dieser frühen postoperativen Phase häufig in einem komplizierten Verlauf resultieren, der neben der vitalen Bedrohung des Patienten eine mitunter kostenintensive Ausweitung des Monitorings und der Therapiemaßnahmen erforderlich macht und eine längere Liegedauer auf der Intensivstation mit sich bringt.

Im Folgenden ist ein mögliches Vorgehen übersichtsartig dargestellt.

1.4.2 Sedierung und Analgesie

Für den Patienten mit unkompliziertem Verlauf ist eine differenzierte Analgosedierung mit den Zielen der Anxiolyse, der Analgesie und der vegetativen Abschirmung anzustreben. Nach den aktuellen Leitlinien (Martin et al. 2008) sind für das Analgosedierungskonzept verschiedene Medikamentenkombinationen denkbar. Grundsätzlich muss sich die Auswahl an der intraoperativen Narkoseführung orientieren, um unnötige Wechsel der Medikamente zu vermeiden, was den Nachteil einer unkontrollierten Wirkung – bedingt durch unterschiedliche Pharmakokinetiken und unerwünschte Wechselwirkungen – mit sich bringt.

Zur Anwendung kommen hier z. B. die in ◘ Tab. 1.4 aufgeführten Medikamente.

Zur Dämpfung vegetativer Begleitreaktionen bei der Entwöhnung von der Beatmung und im Rahmen der Extubation kann ergänzend eine **Sedierung mit Clonidin** erfolgen:

- Sedierungsziel: Weaning;

◘ Tab. 1.4 Übersicht über gebräuchliche Sedativa und ihre Dosierungen

Sedierungs-dauer	Wirkstoff (Medikament)	Perfusor-dosierung [mg/50 ml]	Konzen-tration [mg/ml]	Fördermenge [ml/h/70 kg KG]
Bis 24 h	Propofol (Disoprivan)	1000	20	3–10
	Remifentanil (Ultiva)	5	0,1	1–12
24–72 h	Midazolam (Dormicum)	90	1,8	1–7
	Sufentanil (Sufenta)	0,5	0,01	1–10
>72 h, insta-biler Patient	Midazolam (Dormicum)	90	1,8	1–7
	Esketamin (Ketanest)	1250	25	2–10

— Konzentration: 0,03 mg/ml;
— Fördermenge: 1–4 ml/h/70 kg KG.

Eine **tiefe Sedierung** ist in der Herzchirurgie nur noch speziellen Indikationen vorbehalten:
— komplizierte Langzeitbeatmung,
— Bauchlagerung,
— Sepsis mit der Gefahr einer inadäquaten Sauerstoffversorgung.

Eine Relaxierung erfolgt in der Regel deswegen nicht, da zum frühestmöglichen Zeitpunkt eine Spontanatmung des Patienten angestrebt wird.

Neben der Medikation zur Sedierung und zur Analgesie ist die standardisierte Gabe von peripher wirksamen **Analgetika** empfehlenswert. Als Basismedikation können die folgenden Nichtopioide zur Anwendung kommen:
— Paracetamol: 1 g Perfalgan alle 6 h über 15 min i. v. oder 1-g-Suppositorium alle 6 h rektal (maximale Dosis: 6 g/Tag);
— Diclofenac: 50 mg alle 8 h als Suppositorium oder 75-mg-Tablette alle 12 h oral (maximale Dosis: 150 mg/Tag);

Die Basismedikation sollte an den Patienten (Allergien, Alter, Nierenfunktion etc.) und den operativen Eingriff adaptiert sein und möglichst schnell oral gegeben werden.

Nach Beendigung der kontinuierlichen Analgosedierung kann diese Basismedikation um die Gabe eines Opioids ergänzt werden: Dipidolor (Piritramid), als Einzelbolus 5–15 mg i. v., als Titrationsdosis 0,03–0,06 mg/kg KG. Dies geschieht mit dem Ziel, den Patienten schmerzfrei und damit stressfrei zu halten und eine Atemdepression zu vermeiden. Die leicht sedierende Komponente des Opioids bei adäquater Dosierung ist hier ein zu begrüßender Nebeneffekt.

1.4.3 Ulkusprophylaxe

Nachdem die Inzidenz der früher häufiger zu beobachtenden Stressulzera in den vergangenen 25 Jahren deutlich zurückgegangen ist (<0,5 % nach den Daten der BQS), wird eine generelle Ulkusprophylaxe auf der Intensivstation inzwischen nicht mehr empfohlen. Herzchirurgische Patienten zeigen jedoch regelmäßig mindestens einen, zumeist aber mehrere Risikofaktoren für ein Stressulkus, sodass für diese Patienten eine Ulkusprophylaxe angezeigt erscheint, ohne dass sich für dieses Vorgehen ein Evidenzgrad finden ließe, der über das sog. Eminenzniveau hinausgeht.

Wie man die Ulkusprophylaxe gestaltet, ist ebenfalls dem Einzelnen überlassen, da diese Fragestellung in den letzten Jahren für das herzchirurgische Patientengut nicht mehr untersucht wurde. In der Praxis werden v. a. Sucralfat (Ulcogant, 3–4 Beutel/Tag) oder H_2-Blocker (z. B. Ranitidin, 2- bis 4-mal 50 mg/Tag) verwendet. Der Nachteil der H_2-Rezeptor-Antagonisten liegt in der Toleranzentwicklung innerhalb von 72 h, sodass bei der Notwendigkeit einer über 48 h andauernden Ulkusprophylaxe alternative Medikamente verwendet werden sollten. Dafür kommen in erster Linie Protonenpumpenhemmer wie Omeprazol infrage, die ansonsten der Therapie vorbehalten bleiben sollten und für die Prophylaxe nur in Einzelfällen eingesetzt werden.

Abschließend sei zudem auf die günstigen Effekte einer frühzeitigen enteralen Ernährung auf die Prophylaxe eines Stressulkus hingewiesen.

1.4.4 Antibiotikatherapie

Die perioperative Antibiotikaprophylaxe (genau genommen eigentlich bereits eine Antibiotikatherapie) wird in Deutschland seit Jahren standardisiert durchgeführt (Markewitz et al. 1999). Ungeklärt ist die Frage, wie lange die Antibiotikatherapie fortgeführt werden soll. In Deutschland wird sie auf den meisten

nen Leitlinie zu diesem Thema (Edwards et al. 2006) empfiehlt, die perioperative Antibiotikatherapie für max. 48 h fortzuführen, da eine längere Verabreichung nicht nur keinen größeren Schutz gegen das Auftreten von Wundinfektionen bietet, sondern überdies die Entwicklung von Antibiotikaresistenzen fördert. Nachdem resistente Infektionserreger eine immer größere Bedrohung für intensivmedizinisch betreute Patienten darstellen, sollten die genannten Zeitgrenzen beachtet werden.

> ❯ Tritt innerhalb dieses Zeitraums Fieber auf, das zusammen mit weiteren klinischen Zeichen auf eine systemische Infektion hindeutet, so darf die perioperative Antibiotikatherapie auf keinen Fall unverändert fortgeführt werden: Das Antibiotikum ist dann kalkuliert zu wechseln.

1.4.5 Gabe von Blut und Blutprodukten

Es ist nicht verwunderlich, dass Operationen unter Einsatz der Herz-Lungen-Maschine zu erheblichen, aber vorübergehenden Veränderungen des Gerinnungssystems führen. Die häufig zusätzlich zu beobachtende Dauermedikation mit mehreren Thrombozytenaggregationshemmern verbessert die Situation ebenfalls nicht. Daher existieren allenfalls näherungsweise Richtwerte für die üblicherweise bestimmten Parameter der Gerinnungsdiagnostik.

In ◻ Tab. 1.5 haben wir dargestellt, welche Werte wir erwarten und wie diese sich entwickeln sollten. Auf weitere Gerinnungstests wie die Thrombelastometrie und die Thrombelastographie, die eine differenzierte Analyse von Gerinnungsstörungen (z. B. Heparinüberhang, Faktorenmangel, Hyperfibrinolyse) erlauben, kann hier aus Platzgründen nicht eingegangen werden.

Allerdings bedingt selbst eine erhebliche Abweichung der Laborergebnisse in die falsche Richtung nicht notwendigerweise eine sofortige therapeutische Reaktion. Erst der Kontext mit dem klinischen Bild entscheidet über den Aufforderungscharakter, d. h. insbesondere bei einer deutlich erhöhten Fördermenge über die Drainagen sollte zielgerichtet gehandelt werden. Ziel ist dabei, die Blutungsmenge zu reduzieren, und nicht, die Laborparameter zu normalisieren. Diese dienen nur als Anhalt dafür, wo therapeutisch anzusetzen ist.

Der Therapieansatz ist vergleichsweise einfach, wenn eine verlängerte »activated clotting time« zeigt, dass die Antagonisierung des Heparins nicht vollständig erfolgt ist. Die Gabe von 2500–5000 E Protaminhydrochlorid löst das Problem fast immer. Für alle anderen Situationen ist die Indikation für die Gabe von Blut oder Blutprodukten zu prüfen.

■ **Tab. 1.5.** Beispiel für Richtwerte von Laborparametern des Gerinnungssystems bei Aufnahme auf die Intensivstation und wünschenswerte Entwicklung im Verlauf

Parameter	Bei Aufnahme	Im Verlauf
»Activated clotting time« (ACT)	Wie Ausgangsbefund	Keine Änderung
Thrombozytenzahl	>50.000/µl	Anstieg
Thromboplastinzeit (Quick-Wert)	>50 %	Anstieg
Aktivierte partielle Thrombo-plastinzeit (»activated partial thromboplastin time«, aPTT)	<40 s	Abfall
Antithrombin-III-(AT-III-)Spiegel	>60 %	Anstieg

Erythrozytenkonzentrate (EK)

Die Frage, ab welchem Hämoglobinwert, unterhalb welcher Anzahl von Thrombozyten oder ab welchem PTT-Wert Blut oder Blutprodukte verabreicht werden sollen, wird zumindest für die Gabe von EK kontrovers diskutiert. Es mehren sich die Hinweise darauf, dass die Gabe von Fremdblutkonserven mit einer erhöhten Letalität und Morbidität, insbesondere einer erhöhten Inzidenz an lokalen und systemischen Infektionen vergesellschaftet ist (Engoren et al. 2002; Whitson et al. 2007). Dabei ist nicht endgültig geklärt, ob die Gabe von EK per se das Risiko erhöht oder ob das erhöhte Risiko des Patienten die Gabe von EK notwendig macht. Für Letzteres spricht, dass die perioperative Anämie ab Unterschreiten eines präoperativen Ausgangshämoglobinwertes von 11 g/dl ebenfalls mit einer erhöhten Komplikationsrate in Zusammenhang gebracht werden konnte (Kulier et al. 2007).

Die vorhandenen Leitlinien (The Society of Thoracic Surgeons Blood Conservation Guideline Task Force et al. 2007; Vorstand und Wissenschaftlicher Beirat der Bundesärztekammer 2003) sind für die Beantwortung der Frage ebenfalls nicht hilfreich. Immerhin wird ausgeführt, dass bei einem Hämoglobinwert von <6 g/dl EK gegeben werden sollten und dass oberhalb eines Wertes von 10 g/dl keine Indikation dafür besteht. Im Graubereich zwischen 6 und 10 g/dl tendiert man bei herzchirurgischen Patienten dazu, unterhalb eines Wertes von 8 g/dl EK zu verabreichen und oberhalb dieses Wertes individuell zu entscheiden. Dabei gilt für den Praktiker die Faustregel, dass man EK umso eher gibt, je kranker und instabiler der Patient ist. Eine weitere Faustregel besagt, dass die Verabreichung eines EK den Hämoglobinwert um

mit der Gabe von EK allein nicht beheben und stellt daher ein weiteres Kriterium für die Entscheidung über eine Re-Thorakotomie dar.

Besondere Beachtung verdienen die **Nebenwirkungen von Blut und Blutprodukten:**

- hämolytische Transfusionsreaktion vom Soforttyp,
- hämolytische Transfusionsreaktion vom verzögerten Typ,
- febrile, nichthämolytische Transfusionsreaktion,
- allergische Transfusionsreaktion,
- transfusionsassoziierte akute Lungeninsuffizienz (»transfusion-related acute lung injury«, TRALI),
- Transfusionsreaktionen durch bakterielle Kontamination,
- transfusionsassoziierte Infektionen.

Insbesondere die transfusionsassoziierte akute Lungeninsuffizienz führt bei ohnehin kompliziertem Verlauf mitunter zu differenzialdiagnostischen und therapeutischen Problemen.

Thrombozytenkonzentrate (TK)

TK kommen in der herzchirurgischen Intensivmedizin zur Behandlung thrombozytärer Umsatzstörungen zum Einsatz. Als Grenzwert, ab dessen Unterschreiten TK verabreicht werden sollten, gilt bei akuter Blutung eine Thrombozytenzahl von <50/nl (<50.000/µl), beim stabilen Patienten eine Thrombozytenzahl von <10/nl (<10.000/µl). Nach Gabe eines TK darf mit einem Anstieg der Thrombozytenzahl um etwa 30/nl (30.000/µl) gerechnet werden.

Gefrorenes Frischplasma (»fresh frozen plasma«, FFP)

Gefrorenes Frischplasma enhält im Mittel pro Milliliter etwa eine Einheit an allen Gerinnungsfaktoren und deren Inaktivatoren, wobei erhebliche Schwankungen nach oben oder unten vorkommen können.

Als Indikationen zur Gabe von FFP gelten

- die Notfallbehandlung bei klinisch manifester Blutungsneigung und bei akuten Blutungen aufgrund einer komplexen Störung des Hämostasesystems, wie sie nach lang andauernder extrakorporaler Zirkulation angenommen werden darf, sowie
- die Verlust- und/oder Verdünnungskoagulopathie bei Patienten mit starkem Blutverlust und bei Massivtransfusionen.

Als Faustregel gilt, dass pro 4 EK ein FFP verabreicht werden sollte. Eine Menge von 1 ml FFP/kg KG erhöht den Faktoren- und Inaktivatorengehalt um etwa 1–2 %; cum grano salis gilt dies auch für das Anheben des Quick-

Nur der Vollständigkeit halber sei an dieser Stelle darauf hingewiesen, dass FFP kein Mittel zur Volumensubstitution darstellt.

PPSB

PPSB – ein Konzentrat aus den Faktoren II, VII, IX und X sowie den Proteinen C, S und Z – enthält die genannten Gerinnungsfaktoren, wobei die Faktoren II, VII, IX und X (Prothrombinkomplex) prokoagulatorisch wirksam sind, wohingegen die Proteine C und S inhibitorisch wirken. Protein Z kann sowohl prokoagulatorisch als auch inhibitorisch wirksam sein. Die Abkürzung PPSB folgt der Bezeichnung der Gerinnungsfaktoren: II – Prothrombin, VII – Prokonvertin, X – Stuart-Prower-Faktor, IX – antihämophiler Faktor B.

Ein Mangelzustand an Prothrombinkomplex prädisponiert zu Blutungen, ein Protein-C- und -S-Mangel dagegen zu Thromboembolien. Der Protein-Z-Mangel ist teilweise mit einer erhöhten Blutungsneigung vergesellschaftet.

PPSB ist auch bei komplexen Hämostasestörungen auf keinen Fall das Mittel der ersten Wahl, da es im Gegensatz zu den vorgenannten Blutprodukten von einer großen Zahl unterschiedlicher Spender stammt, was ein erhöhtes Risiko für die oben genannten Nebenwirkungen erwarten lässt. Der Mangel an Prothrombinkomplex kann jedoch so ausgeprägt sein, dass trotz Gabe von FFP zusätzlich eine Substitution mit PPSB erforderlich ist.

Als Faustregel für die Dosierung von PPSB gilt:

PPSB (E) = Körpergewicht (kg) × gewünschter Faktorenanstieg (%) bzw. Quick-Wert-Anstieg (%)

Rekombinanter Faktor VIIa (rhVIIa)

Vor einiger Zeit von der Industrie aggressiv beworben, stellt die Gabe von rhVIIa inzwischen eine seltene Maßnahme bei als unbeherrschbar imponierenden Blutungen dar. Als Initialdosis werden 4,5 KIE (90 µg)/kg KG als Bolus über 2–5 min empfohlen. Eine zweite Gabe nach 30–60 min wird bei fortbestehender unstillbarer Blutung diskutiert. Als wesentliche Nebenwirkung gelten thromboembolische Ereignisse, mit denen man mit einer Häufigkeit von etwa 5 % rechnen muss. Eine endgültige Bewertung für die herzchirurgische Intensivmedizin erscheint bei der sehr übersichtlichen Literatur noch nicht möglich (Warren et al. 2007).

Antithrombin III (AT III)

Wann und ab welchem Wert AT III verabreicht werden sollte, ist unklar. Der Praktiker wird einen niedrigen AT-III-Wert nur bei klarer Indikaion korrigieren, z. B. bei Mehrorganversagen mit Lebersynthesestörung. Ansonsten hat AT III seinen Stellenwert v. a. bei der Optimierung einer kontinuierlichen Heparintherapie, z. B. bei extrakorporaler Nierenersatztherapie. Dabei gilt als Faust-

1.4.6 Ernährung

Die Fragen, ob, ab wann und wie Intensivpatienten ernährt werden müssen, sind in 2 lesenswerten Leitlinien ausführlich abgehandelt (Deutsche Gesellschaft für Ernährungsmedizin 2003; Kreymann et al. 2006). Demnach benötigen Patienten, die voraussichtlich innerhalb von 3–7 Tagen wieder essen und trinken können, keine Form einer Ernährung. Dies trifft für die meisten herzchirurgischen Patienten zu.

Patienten, die sich voraussichtlich nicht innerhalb des genannten Zeitraums selbstständig ernähren können, benötigen eine zusätzliche Kalorienzufuhr, und zwar so früh wie möglich, d. h. innerhalb von 24 h.

Damit ist das Dilemma umschrieben, da man nicht bei jedem Patienten innerhalb von 24 h weiß, ob er sich selbst ernähren können wird. Der Erfahrene kann allerdings zumindest mit hoher Wahrscheinlichkeit abschätzen, welcher Patient sich zum kritisch Kranken entwickeln wird. Bei dieser Patientengruppe sollte frühzeitig mit der Ernährung begonnen werden, wobei der enteralen Ernährung der Vorzug zu geben ist. Da insbesondere die kritisch kranken herzchirurgischen Intensivpatienten nicht selten eine gastrointestinale Passagestörung aufweisen, die auch mit den üblichen adjuvanten Maßnahmen (Oberkörperhochlagerung, Positionierung der Ernährungssonde im Jejunum, Gabe motilitätsfördernder Medikamente) nicht immer überwunden werden kann, wird man enteral nicht die nötige Menge an Kalorien (20–25 kcal/kg KG/Tag) zuführen können. In diesen Fällen muss zusätzlich oder ausschließlich parenteral ernährt werden, da man heute davon ausgeht, dass der frühe Zeitpunkt der Kalorienzufuhr wichtiger ist als der Weg der Verabreichung.

Das Problem der parenteralen Ernährung ist die häufig dadurch induzierte Hyperglykämie, die in vielen, insbesondere den vor 2001 veröffentlichten Studien zu einer erhöhten Infektionsrate geführt und die parenterale Ernährung vorübergehend erheblich in Misskredit gebracht hat. Nachdem die negativen Konsequenzen der Hypoglykämie für herzchirurgische Patienten und für infektiöse Komplikationen als nachgewiesen gelten dürfen (van den Berghe et al. 2001), ist es hochwahrscheinlich, dass die in früheren Studien beobachtete höhere Infektionsrate nur wenig mit der parenteralen Form der Ernährung und sehr viel mit der Hyperglykämie zu tun hatte. Zudem sollte sich das Problem der Hyperglykämie im Rahmen der parenteralen Ernährung mit einer entsprechend intensiven Insulintherapie lösen lassen.

1.4.7 Verlegung von der Intensivstation

Die Beantwortung der Frage, welcher Patient von der Intensivstation verlegt werden kann, sollte ausschließlich medizinischen Kriterien folgen und ist abhängig von der Art der Station, auf die verlegt wird:

- Handelt es sich um eine »Intermediate-care«-Station kann ein wacher, ansprechbarer, extubierter, hämodynamisch und rhythmologisch stabiler Patient auch dann verlegt werden, wenn er noch ein engmaschiges Basismonitoring, eine intensive pflegerische Betreuung und eine organunterstützende Therapie benötigt. Dabei beinhaltet die auf der »Intermediate-care«-Station durchgeführte organunterstützende Therapie neben der intensiven Atemgymnastik ausschließlich medikamentöse Maßnahmen.
- Auf einer Normalstation ist nur ein solcher Patient führbar, der die in Abschnitt 1.4.1 aufgeführten Kriterien erfüllt und weder ein kontinuierliches Monitoring noch organunterstützende Maßnahmen, insbesondere keine kontinuierlich über Perfusor verabreichte Medikamente, mehr benötigt.
- Ein Patient, der eine organersetzende Therapie benötigt, hämodynamisch instabil ist sowie komplexe ventrikuläre Rhythmusstörungen oder einen Ramsay-Score von >3 aufweist, muss auf der Intensivstation verbleiben.

Es ist kein Geheimnis, dass im klinischen Alltag der Wunsch nach freien intensivmedizinischen Kapazitäten mitunter den Blick auf die Wirklichkeit des Patientenzustandes verstellt. Dies hat bisweilen unerwünschte Folgen, und der Patient muss auf die Intensivstation zurückverlegt werden. Die Rate an Rückverlegungen auf die Intensivstation stellt insofern ein Kriterium für die Qualität der Entscheidungsfindung dar. Sie sollte bei 3 % oder darunter liegen; übersteigt sie 5 %, ist es an der Zeit, die Verlegungskriterien zu überdenken.

1.5   Spezielle intensivmedizinische Maßnahmen

1.5.1   Einleitung

Bedeutung der Kommunikation

Gerade bei kritisch kranken Patienten ist die Bedeutung der Kommunikation mit dem Patienten selbst und seinen Angehörigen, aber auch mit den ärztlichen und nichtärztlichen Mitarbeitern auf der Intensivstation von großer Bedeutung. Die genannten Personengruppen stellen das Team dar, mit dem frühzeitig das Gespräch gesucht und die Situation des Patienten täglich neu analysiert und kommuniziert sowie die Ziele und Erwartungen für die nächs-

◻ Tab. 1.6 Prävalenz und Letalität des Organversagens nach herzchirurgischen Eingriffen

Parameter	Organkomplikationen/versagen				
	Herz-Kreislauf-System	Lunge	Niere	Gastro-intestinal-trakt	Zentral-nerven-system
Prävalenz [%]	4–7	3–9	1–5	1–3	1–5
Letalität [%]	38	20–25	40–80	10–100	20–25

samkeit und Fingerspitzengefühl vorausgesetzt, lässt sich dadurch eine Vertrauensbasis schaffen, die es ermöglicht, schwerwiegende und finale Entscheidungen in einem unaufgeregten Konsens zu treffen. Ebenso sollte die Möglichkeit, geistlichen Beistand und/oder psychologisch geschulte Mitarbeiter frühzeitig hinzuzuziehen, erwogen werden, insbesondere bei einem absehbar langwierigen und komplizierten Verlauf. Nur in den ganz seltenen Fällen einer limitierten Möglichkeit der Informationsverarbeitung auf der Seite des Patienten oder seiner Angehörigen ist dieses Vorgehen wenig sinnvoll. Ansonsten lassen sich durch diese Art der offenen Kommunikation und Zuwendung viele Probleme vor ihrer Entstehung vermeiden, da bekanntermaßen mangelnde Kommunikation und Informationsdefizite die häufigsten Ursachen für Klagen jedweder Art sind.

Inzidenz von Organdysfunktionen und Organversagen

Exakte Daten zu diesem Punkt sind nur spärlich vorhanden. Weitere Probleme in der Zuordnung ergeben sich durch die unterschiedlichen Definitionen von Komplikationen bzw. des Organversagens. Dementsprechend groß sind die Unterschiede bei den Angaben zu Prävalenz und Letalität (◻ Tab. 1.6).

Unter Berücksichtigung der vorhandenen Literatur und der Ergebnisse der BQS kann man davon ausgehen, dass etwa 20–25 % aller herzchirurgischen Patienten in Deutschland einen verlängerten Aufenthalt auf der Intensivstation aufweisen, der auf das Auftreten von Komplikationen schließen lässt und der mit einer deutlich erhöhten Sterblichkeit sowie einem erheblichen Ressourceneinsatz vergesellschaftet ist (Markewitz u. Lante 2006).

Hinzu kommt, dass die verschiedenen Organ- und Enzymsysteme des Körpers miteinander in einer Art und Weise vernetzt sind, dass die Dysfunktion oder das Versagen eines Systems immer auch Einfluss auf die Funk-

bei den Problempatienten in aller Regel mehr als ein System von einer Dysfunktion betroffen. Mit den entsprechenden therapeutischen Strategien gelingt es häufig, die Situation für das betroffene Organ zu beherrschen. Aufgrund des unvollständigen Verständnisses der Interaktionen zwischen den Systemen bleibt die Letalität jedoch nach wie vor hoch. Dies wird sich möglicherweise erst dann ändern, wenn wir lernen, die Subsysteme des Körpers und ihre Interaktionen in einer für das Gesamtsystem positiven Weise zu beeinflussen.

Bis dahin bleibt es unsere Aufgabe, die einzelnen Komplikationen und Probleme so gut wie möglich zu behandeln, wobei es von entscheidender Bedeutung ist, die Therapie an klar definierten Zielen festzumachen sowie diese Ziele kontinuierlich und situationsgerecht zu adjustieren. Wie man dies erreichen kann, ist im Folgenden für die zahlenmäßig relevanten Probleme dargestellt.

1.5.2 Herz-Kreislauf-System

Postoperative Physiologie und Inzidenz der Herz-Kreislauf-Insuffizienz

Die zahlreichen Veränderungen der kardialen Physiologie in Abhängigkeit von der zugrunde liegenden Herzerkrankung und der Art der durchgeführten Operation – um nur 2 der Determinanten zu nennen – sind an anderen Stellen erschöpfend dargestellt. Für die postoperative Intensivtherapie herzchirurgischer Patienten entscheidend ist die gemeinsame Endstrecke dieser Veränderungen, die **vorübergehend eingeschränkte kardiale Funktion.** Diese zeigt sich u. a. in einer reduzierten myokardialen Compliance, d. h. das Herz ist postoperativ steifer, und die Füllungsdrücke sind höher. Präoperative Risikofaktoren wie ein hohes Lebensalter, eine eingeschränkte linksventrikuläre Auswurffraktion von <30 %, eine höhergradige Hauptstammstenose, das Vorliegen eines Diabetes mellitus mit seinen sekundären vaskulären Veränderungen, eine Niereninsuffizienz oder eine symptomatische Lungenerkrankung erhöhen die Wahrscheinlichkeit für das Auftreten einer postoperativen Herz-Kreislauf-Insuffizienz ebenso wie intraoperative Komplikationen (St. André u. DelRossi 2005). Daher reicht bei vielen Patienten die reine Volumengabe nicht aus, und die Herz-Kreislauf-Funktion muss medikamentös unterstützt werden. Eine höher dosierte medikamentöse Kreislaufunterstützung (Dopamin und/oder Dobutamin in einer Dosierung von >5 µg/kg KG/min) ist in etwa einem Drittel aller Fälle erforderlich (Vargas-Hein et al. 2006), und eine mechanische Kreislaufunterstützung wird bei 4–5 % der Patienten notwendig (Bundesgeschäftsstelle für Qualitätssicherung 2008; Vargas-Hein

Ziele der postoperativen Herz-Kreislauf-Therapie

In der interdisziplinär von herzchirurgischen und kardioanästhesiologischen Intensivmedizinern erstellten Leitlinie zum Thema (Carl et al. 2007) sind als Ziele der postoperativen Herz-Kreislauf-Therapie eine suffiziente Gewebeperfusion und eine Normalisierung des oxidativen Metabolismus definiert worden. Dabei ist das Sauerstoffangebot von einem adäquaten Herzzeitvolumen und damit von einem adäquaten intravasalen Volumen sowie einer suffizienten kardialen Pumpfunktion abhängig. Als messbare **Zielparameter** der postoperativen Kreislauftherapie werden empfohlen:

- MAP von >65 mmHg,
- ZVD von 8–12 mmHg (in Abhängigkeit von der Beatmung),
- Diurese von >0,5 ml/kg KG/h,
- Laktatkonzentration von <3 mmol/,
- zentralvenöse Sauerstoffsättigung (ScvO$_2$) von >70 % bzw. gemischtvenöse Sauerstoffsättigung (SvO$_2$) von >65 %,
- Herzindex von >2,0 l/min/m^2 KOF,
- pulmonalkapillärer Verschlussdruck (»pulmonary artery occlusion pressure«, PAOP; auch als »pulmonary capillary wedge pressure«, PCWP, bezeichnet) von 12–15 mmHg,
- linksventrikulärer enddiastolischer Querschnittsflächenindex (»left ventricular enddiastolic area index«, LV-EDAI) von 6–9 cm^2/m^2,
- intrathorakaler Blutvolumenindex (ITBVI) von 850–1000 ml/m^2,
- globaler enddiastolischer Volumenindex (GEDVI) von 640–800 ml/m^2.

Der MAP, d. h. der Gewebeperfusionsdruck, und der ZVD als unspezifischer rechtsventrikulärer Vorlastparameter werden von dem in den Leitlinien (Carl et al. 2007) empfohlenen Basismonitoring erfasst. Die stündliche Messung der Urinausscheidung als Parameter der Organperfusion zählt ebenso wie die Laktatspiegelbestimmung als Parameter der Organperfusion und -oxygenierung ebenfalls zum Standardprogramm der postoperativen Überwachung.

Während die Messung der ScvO$_2$ über den zentralvenösen Katheter als Maß der Gewebeoxygenierung ebenfalls keine das Basismonitoring übersteigenden Maßnahmen erfordert, macht die Messung der SvO$_2$ ebenso wie die Messung des PAOP als linksventrikulärer Vorlastparameter die Insertion eines Pulmonaliskatheters notwendig, der auch für die Bestimmung des Herzindex als Maß der linksventrikulären Auswurfleistung verwendet werden kann. Der LV-EDAI als linksventrikulärer Vorlastparameter wird mittels transösophagealer Echokardiographie ermittelt. Der ITBVI und der GEDVI, die beide ebenfalls als Maß für die linksventrikuläre Vorlast gelten, werden durch die Pulskonturanalyse erfasst.

Pulmonaliskatheter, transösophageale Echokardiographie und Pulskon-

2007) als erweitertes Monitoring definiert wurden und nicht routinemäßig Verwendung finden. In der Langfassung der Leitlinien findet sich eine ausführliche Diskussion über die Vor- und Nachteile sowie die Indikationen der jeweiligen Methoden.

Diagnostik der postoperativen Herz-Kreislauf-Insuffizienz

Folgende Parameter- und Befundkonstellation weist auf eine unmittelbar therapiebedürftige Herz-Kreislauf-Insuffizienz hin, die man auch als »low cardiac output syndrome« (LCOS) bezeichnet:

- MAP von <60 mmHg,
- Urinausscheidung von <0,5 ml/kg KG/h, länger als eine Stunde bestehend,
- $ScvO_2$ von <60 % bei einer SaO_2 von 98 %,
- Laktatkonzentration von >2,0 mmol/l,
- periphere Vasokonstriktion mit kühlen Extremitäten im Sinne einer Zentralisation.

> **Von ausschlaggebender Bedeutung für die Therapie der Herz-Kreislauf-Insuffizienz ist die rasche Intervention, da die Prognose dieser Komplikation ausgesprochen eng mit dem Faktor »Zeit« verknüpft ist, wie sowohl für herzchirurgische (Polonen et al. 2000) als auch für septische Patienten (Rivers et al. 2001) gezeigt werden konnte.**

Ursachen, Formen und Differenzialdiagnosen des postoperativen »low cardiac output syndrome« (LCOS)

Die rasche Intervention sollte das Problem kausal beseitigen. Die Wahl der Therapie ist daher in erster Linie von der Ursache abhängig. Die **häufigsten Ursachen** des postoperativen LCOS sind:

- Volumenmangel (Sonderform: Blutung),
- Rhythmusstörungen,
- Perikardtamponade,
- Myokardinfarkt,
- Linksherzinsuffizienz,
- Rechtsherzinsuffizienz,
- vasoplegisches Syndrom,
- Maximalvariante: Herz-Kreislauf-Stillstand.

Zuvor sollten überdies ein Spannungspneumothorax und eine kreislaufkompromittierende Einstellung der Beatmung ausgeschlossen werden.

Zunächst gilt es, leicht korrigierbare Probleme zu beseitigen. Hierzu zählen der Volumenmangel und die Rhythmusstörungen.

Volumenmangel

Ein Volumenmangel macht sich durch einen niedrigen ZVD sowie atemabhängige Schwankungen der Blutdruckkurve bemerkbar. Eine allfällige Ursache für einen Volumenmangel ist die Nachblutung, die durch erhöhte Fördermengen aus den Drainagen in Erscheinung tritt, sofern diese adäquat »gemolken« werden. Bei welcher Befundkonstellation die Therapie dieser Komplikation eine chirurgische ist, wird in Abschnitt 1.5.3 detailliert beschrieben.

Die kausale Therapie des Volumenmangels ist die Vorlastoptimierung durch Volumengabe. Dabei halten die Diskussionen über die Art des zu verwendenden Volumenersatzes an. Zur Verfügung stehen:

— Kristalloide, die als Vollelektrolytlösungen verabreicht werden sollten,
— Kolloide, die in Form von Hydroxyethylstärke (HAES) 130/0,4 (6 %), als succinylierte Gelatinepräparate oder als Humanalbumin zum Einsatz kommen sollten.

Nach der Gabe von kristalloidem Volumenersatzmittel verbleiben nur etwa 25 % intravasal, sodass im Vergleich zu den Kolloiden deutlich mehr Volumen verabreicht werden muss, um den gleichen Effekt zu erzielen. Daher bevorzugen viele herzchirurgische Intensivmediziner kolloide Volumenersatzmittel, ohne dass der Beweis geführt wäre, dass eines der genannten Präparate hinsichtlich des Überlebens der Patienten überlegen wäre.

Bei den synthetischen Kolloiden ist die Möglichkeit der anaphylaktischen Reaktion nach Verabreichung von Gelatinepräparaten zu beachten, wobei die succinylierte Form in dieser Hinsicht am wenigsten auffällig geworden ist. Die Gabe von HAES ist mit einer erhöhten Blutungsneigung in Zusammenhang gebracht worden, wobei dies offenbar nur für die hochmolekularen, hochsubstituierten Präparationen wie HAES 200/0,5 (10 %), HAES 200/0,62 (10 % und 6 %) und HAES 450/0,7 (6 %) gilt, nicht jedoch für das heutzutage fast ausschließlich verwendete mittelmolekulare und niedrigsubstituierte HAES 130/0,4 (6 %). Weiterhin gibt es Berichte darüber, dass HAES die Nierenfunktion negativ beeinflussen kann, was wiederum v. a. die hochmolekularen, hochsubstituierten Präparationen betrifft, aber auch hyperonkotische Lösungen wie Humanalbumin 10 % und 20 %. Daher sollten diese Präparate nicht verwendet und überdies die Tagesdosisbeschränkungen für HAES beachtet werden; für das heute üblicherweise verwendete HAES 130/0,4 (6 %) wird die Maximaldosierung mit 50 ml/kg KG angegeben. Beim Albumin müssen der hohe Preis und das nicht vollständig eliminierte Infektionsrisiko erwähnt werden, was in vielen Kliniken dazu geführt hat, dass Albuminpräparate überhaupt nicht mehr zum Einsatz kommen. Nur der Vollständigkeit halber sei erwähnt, dass die Gabe von Blut und Blutprodukten als Volumenersatzmittel heutzutage als obsolet gilt (Nebenwirkungen wie TRALI und Infektionen

Rhythmusstörungen

Gleichzeitig mit der Überprüfung des intravasalen Volumenstatus müssen Rhythmusstörungen ausgeschlossen bzw. vorhandene und offensichtlich hämodynamisch wirksame Rhythmusstörungen umgehend therapiert werden. Wie dies im Einzelnen erfolgt, ist weiter unten erläutert.

Werden trotz Beseitigung der Rhythmusstörungen und Vorlastoptimierung durch eine Volumenbolusgabe von 200–300 ml, gefolgt von einer kontinuierlichen Infusion bis zu einer Menge von max. 10 ml/kg KG (dies ist üblicherweise ein knapper Liter), die Zielparameter (MAP von >65 mmHg, ZVD von 8–12 mmHg, Urinausscheidung von >0,5 ml/kg KG/h, $ScvO_2$ von >70 %) nicht erreicht, muss umgehend durch Einsatz des erweiterten hämodynamischen Monitorings die Ursache des LCOS geklärt werden.

Perikardtamponade

Eine Perikardtamponade demaskiert sich zumeist durch einen deutlich erhöhten ZVD, eine nachlassende Urinausscheidung und eine kalte Peripherie. Typischerweise tritt diese Komplikation dann auf, wenn initial höhere Fördermengen über die Drainagen plötzlich sistieren. Das Röntgenbild des Thorax zeigt ein deutlich verbreitertes Mediastinum, und anstelle der kranial und kaudal abgerundeten Herzsilhouette tritt die Zeltform. Alternativ oder zusätzlich kann die Diagnose durch eine transthorakale Echokardiographie gesichert werden; diese ist jedoch nicht immer eindeutig. Die Therapie besteht in der umgehenden Re-Thorakotomie, die bei instabilen Kreislaufverhältnissen und dadurch je nach lokalen Gegebenheiten fehlender Transportmöglichkeit auf der Intensivstation durchgeführt wird.

Myokardinfarkt

Den perioperativen Myokardinfarkt erkennt man im EKG durch die typischen ST-Elevationen über der betroffenen Myokardregion, häufig begleitet von ventrikulären Rhythmusstörungen unterschiedlichen Schweregrades, sowie durch deutlich ansteigende Laborparameter wie Troponin-I-Konzentration, Aktivität der CK und Aktivität der muskelspezifischen Unterform der CK, der CK-MB. Das weitere Vorgehen richtet sich nach patientenindividuellen Gesichtspunkten und dem Ausmaß der hämodynamischen Instabilität. Ist der Patient transportfähig, sollte eine notfallmäßige Koronarangiographie durchgeführt werden, der sich ggf. eine therapeutische perkutane Koronarintervention oder ein erneuter koronarchirurgischer Eingriff anschließt. Ist der Patient nicht transportfähig oder sind die Interventionsmöglichkeiten ausgeschöpft, wird die weiter unten beschriebene Stufentherapie der Herz-Kreislauf-Insuffizienz durch eine medikamentöse Therapie des Myokardinfarkts mit i. v. verabreichtem Nitroglyzerin, Acetylsalicylsäure,

tion – Heparin ergänzt. Weitere Details sind in der entsprechenden Leitlinie (Antman et al. 2004) festgehalten.

Sind die genannten Ursachen ausgeschlossen, ist die differenzialdiagnostische Unterscheidung zwischen Linksherzversagen, Rechtsherzversagen, biventrikulärem Versagen und vasoplegischem Syndrom ohne das erweiterte Monitoring nicht möglich. In der Praxis wird das erweiterte Monitoring mittels transösophagealer Echokardiographie, Pulmonalarterienkatheterisierung und Pulskonturanalyse durchgeführt.

Linksherzversagen

Das Linksherzversagen bzw. die Linksherzinsuffizienz ist eine der wichtigsten postoperativen Komplikationen. Prädisponierend, aber nicht beeinflussbar sind:

— hohes Lebensalter,
— Ausmaß und Schweregrad der zugrunde liegenden Herzerkrankung, insbesondere eine Einschränkung der linksventrikulären Pumpfunktion,
— vorausgegangene Herzoperationen,
— Vorhandensein einer peripheren Gefäßerkrankung,
— Dringlichkeit des herzchirurgischen Eingriffs.

In Maßen beeinflussbar sind die intraoperativen prädisponierenden Faktoren wie die Dauer der Aortenabklemmzeit, die Qualität der Myokardprotektion sowie die Art und die Qualität der operativen Versorgung der zugrunde liegenden Herzerkrankung.

Die wesentliche Ursache einer akuten Linksherzinsuffizienz nach einer Herzoperation ist eine myokardiale Überbeanspruchung durch Druck- und/oder Volumenbelastung. Sonderformen sind das »stunned myocardium« und das »hibernating myocardium«.

Beim myokardialen »**stunning**« (Betäubung) handelt es sich um eine prinzipiell vollständig reversible, überwiegend diastolische, prolongierte myokardiale Dysfunktion nach einer kurzfristigen Myokardischämie. Erfolgt eine adäquate Revaskularisation und damit Reperfusion, treten keine irreversiblen Zellschäden auf; die Kontraktilität kann allerdings längerfristig eingeschränkt sein. Der Mechanismus des myokardialen »stunning« ist noch nicht vollständig geklärt. Es kann sowohl aus einer regionalen (akuter Koronararterienverschluss) als auch aus einer globalen Myokardischämie (kardioplegischer Herzstillstand) – eine anschließende adäquate Reperfusion vorausgesetzt – entstehen.

Unter »hibernating myocardium« (Winterschlaf haltendes Myokard) wird die Reduktion der myokardialen Kontraktilität als sinnvolle Anpassung an eine reduzierte Koronardurchblutung im Sinne einer Drosselung der Myo-

Nach Wiederherstellung der Sauerstoffzufuhr kann sich die kontraktile Funktion wieder erholen, bisweilen geht sie zunächst in einen »Stunned-Zustand« über.

Alle Formen des erweiterten Monitorings sind zur Diagnostik eines Linksherversagens geeignet und zeigen eine Erniedrigung des Schlagvolumens und des Herzindex sowie eine Erhöhung von PCWP, ITBVI und/oder LV-EDAI bei eingeschränkter linksventrikulärer Kontraktionsleistung.

Rechtsherzversagen

Das Rechtsherzversagen nach herzchirurgischen Operationen ist selten, stellt aber hohe Anforderungen an die behandelnden Intensivmediziner. Prädisponierend ist ein vorbestehender pulmonaler Hypertonus. Die Ursachen sind multifaktoriell; ein unzureichender kardioplegischer Schutz wird ebenso diskutiert wie ein Reperfusionsschaden oder eine perioperative Volumenüberlastung. Zusätzlich kann ein linksventrikuläres Versagen, eine anaphylaktoide Reaktion auf die Protamingabe oder die inflammatorische Reaktion auf den Eingriff die rechtsventrikuläre Nachlast akut erhöhen, die bei vorbestehendem pulmonalen Hypertonus bereits erhöht ist. Die Echokardiographie ist die Methode der Wahl und zeigt die für die akute rechtsventrikuläre Insuffizienz pathognomonische Kombination aus kleinem, gut kontrahierendem linken Ventrikel und großem, hypo- oder akinetischem rechten Ventrikel.

Vasoplegisches Syndrom

Ein erniedrigter systemischer Gefäßwiderstand findet sich in etwa 20 % aller Fälle nach herzchirurgischen Operationen und wird üblicherweise mit Volumen und Noradrenalin therapiert (Carrel et al. 2000). In einem bestimmten Prozentsatz, der möglicherweise >5 % beträgt, findet sich eine noradrenalinrefraktäre Erniedrigung des systemischen Gefäßwiderstandes (Levin et al. 2004). Dieses bislang nur sehr schlecht verstandene Krankheitsbild wird als »vasoplegisches Syndrom« bezeichnet; ein Zusammenhang mit der präoperativen Gabe von ACE-Hemmern wird diskutiert (Carrel et al. 2000). Als Therapie finden Methylenblau und Vasopressin Verwendung, ohne dass derzeit eine endgültige Beurteilung über die Wirksamkeit der Therapie oder das Mittel der Wahl möglich wäre (Egi et al. 2007).

Herz-Kreislauf-Stillstand

Die Maximalvariante des LCOS ist der Herz-Kreislauf-Stillstand, mit dem man in etwa 1–2 % der Fälle nach herzchirurgischen Operationen rechnen muss (European Resuscitation Council 2005). Häufigste **Ursachen** des postoperativen Herz-Kreislauf-Stillstandes sind (mod. nach European Resuscita-

— Myokardischämie,
— Spannungspenumothorax,
— Perikardtamponade,
— massive Blutung mit hypovolämischem Schock,
— Schrittmacherdysfunktion bei Patienten mit geringem oder keinem Eigenrhythmus,
— Elektrolytstörungen, v. a. Hypo- oder Hyperkaliämie

Die Diagnosestellung gelingt unmittelbar durch die nur noch minimalen bzw. fehlenden Ausschläge der Blutdruckkurve auf dem Monitor; das EKG zeigt je nach Ursache unterschiedliche Konfigurationen mit den Maximalvarianten Asytolie und Kammerflimmern. Die Therapie muss unmittelbar erfolgen. Die entsprechende Leitlinie ist 2005 erneuert worden (European Resuscitation Council 2005) und enthält auf den Seiten S155–S156 ein eigenes, allerdings extrem kurzes Kapitel über den Herz-Kreislauf-Stillstand nach herzchirurgischen Eingriffen. Bisweilen reicht es zur Beherrschung der Situation aus, leicht reversible Ursachen zu beheben: Der Spannungspneumothorax wird durch eine Drainage entlastet, die Schrittmacherdysfunktion durch Rekonnektion der Kabel oder Wechsel der Batterien etc. korrigiert, die Elektrolytstörung ausgeglichen.

Die Myokardischämie manifestiert sich zumeist als Kammerflimmern und wird durch einen Defibrillationsschock mit maximaler Energie, vorzugsweise als biphasischer Schock, terminiert, an den sich unmittelbar die kardiopulmonale Reanimation für 2 min anschließt. Herzdruckmassage und Beatmung erfolgen dabei im Verhältnis 30 : 2. Besteht das Kammerflimmern fort, wird die Sequenz wiederholt. Unmittelbar vor einem evtl. erforderlichen dritten Schock wird Adrenalin als Bolus (1 mg) verabreicht. Ist das Kammerflimmern auch dann noch nicht beseitigt, wird vor dem vierten Schock die Gabe von 300 mg Amiodaron empfohlen. Bei weiterer Erfolglosigkeit kann ein zusätzlicher 150-mg-Amiodaronbolus verabreicht werden; eine kontinuierliche Infusion mit 900 mg über 24 h schließt sich an. Als Antiarrhythmikum der zweiten Wahl steht Lidocain (100 mg als Bolus, ggf. einmal wiederholen, danach kontinuierlich) zur Verfügung. Während dieser Bemühungen wird alle 3–5 min (d. h. bei jeder zweiten Schock-Reanimations-Sequenz) zusätzlich Adrenalin als Bolus gegeben. Persistiert das Kammerflimmern trotz aller Bemühungen, kann versucht werden, durch einen Wechsel der Position der Defibrillationselektroden und/oder das Aufbringen von mehr Elektrodengel die Erfolgsaussichten zu erhöhen. In extrem seltenen Fällen einer andauernden Erfolglosigkeit handelt es sich um einen nicht defibrillierbaren Rhythmus mit extrem ungünstiger Prognose (European Resuscitation Council 2005).

Die kardiopulmonale Reanimation bei einem nicht defibrillationspflichtigen

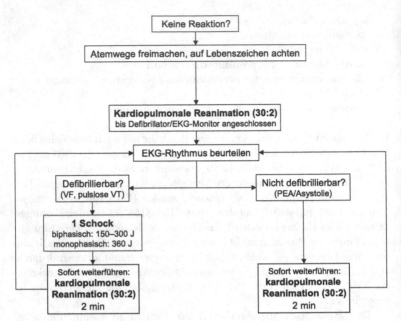

Abb. 1.2 Therapeutisches Vorgehen bei Herz-Kreislauf-Stillstand. *PEA* pulslose elektrische Aktivität; *VF* Kammerflimmern; *VT* ventrikuläre Tachykardie. Mod. nach European Resuscitation Council 2005

der oben angegebenen Abfolge ohne Schock und Gabe von Antiarrhythmica (European Resuscitation Council 2005). ☐ Abbildung 1.2 fasst das Vorgehen zusammen.

> **Insgesamt sollte man im Fall herzchirurgischer Patienten nicht zu viel Zeit mit der externen Herzdruckmassage verbringen, sondern bei offensichtlicher Erfolglosigkeit der Bemühungen eine sofortige Re-Thorakotomie durchführen. Eine Perikardtamponade als Ursache des Herz-Kreislauf-Stillstandes kann dadurch umgehend beseitigt, eine Blutung zumindest diagnostiziert, in vielen Fällen auch chirurgisch beherrscht werden. Zudem sind die Möglichkeiten der internen Herzdruckmassage und der internen Defibrillation gegeben.**

Die Prognose der auf diese Art behandelten Patienten ist in Abhängigkeit von Zeitpunkt und Ort des Auftretens sowie vom Zeitintervall zwischen akutem Ereignis und Intervention nicht ungünstig: 33 % der Patienten, bei denen eine Re-Thorakotomie aufgrund eines Herz-Kreislauf-Stillstandes auf der Inten-

Thorakotomie innerhalb der ersten 10 min nach dem akuten Ereignis durchgeführt werden konnte (Mackay et al. 2002).

Therapie des LCOS
Medikamentöse Kreislaufunterstützung

Die Therapie des LCOS besteht – abgesehen von den oben genannten chirurgisch und/oder interventionell zu behebenden Problemen – zunächst in der kontinuierlichen Verabreichung von kreislaufwirksamen Substanzen, die im Folgenden kurz vorgestellt werden (eine ausführliche Übersicht mit entsprechenden Literaturhinweisen findet sich in der Langfassung von Carl et al. 2007).

Natürliche Katecholamine Hierzu zählen Dopamin, Adrenalin und Noradrenalin:

- **Dopamin:** Dopamin aktiviert β- und α-Adrenozeptoren und im Gegensatz zu anderen Katecholaminen auch dopaminerge Rezeptoren. Die über diese Rezeptoren vermittelten Effekte sind je nach Dosierung des Dopamins unterschiedlich:
  - Dosierung von 0,5–3 µg/kg KG/min: Vasodilatation der Gefäße der Niere und des Splanchnikusgebiets durch überwiegende Stimulation der dopaminergen Rezeptoren;
  - Dosierung von 3–5 µg/kg KG/min: Erhöhung der Herzfrequenz und des Herzzeitvolumens sowie Erhöhung des arteriellen und pulmonalarteriellen Drucks durch überwiegende Stimulation der β-Adrenozeptoren;
  - Dosierung von >5 µg/kg KG/min: Anstieg des systemischen Gefäßwiderstandes durch Stimulation von α-Adrenozeptoren, die durch eine zusätzliche Noradrenalinfreisetzung aus den sympathischen Vesikeln verstärkt wird. Gleichzeitig kommt es zu einem unerwünschten Anstieg des pulmonalarteriellen Mitteldrucks und des PCWP, die durch die Gabe von Vasodilatoren korrigierbar sein können.
  - An weiteren **Nebenwirkungen** – insbesondere bei längerer Anwendung – sind zu nennen: Suppression der Sekretion von Hypophysenvorderlappenhormonen, Ischämie der Mukosa des Gastrointestinaltrakts und, wie bei allen Katecholaminen, Erhöhung des myokardialen Sauerstoffverbrauchs.

> **Die niedrigdosierte Gabe von Dopamin zur Prophylaxe oder Therapie eines Nierenversagens ist nach den Ergebnissen der Literatur (Lassnigg et al. 2000) sinnlos (s. auch Abschnitt 1.5.5, »Prävention«).**

— **Adrenalin:** Adrenalin aktiviert β_1-, β_2- und α-Adrenozeptoren. Die über diese Rezeptoren vermittelten Effekte sind je nach Dosierung unterschiedlich:
  — Dosierung von 0,02–0,05 µg/kg KG/min: Steigerung der Inotropie durch überwiegende Stimulation der β_1-Adrenozeptoren;
  — Dosierung von 0,05–0,2 µg/kg KG/min: Steigerung der Inotropie und des Gefäßwiderstandes durch Stimulation der β- und α-Adrenozeptoren;
  — Dosierung von >0,2 µg/kg KG/min: Steigerung des Gefäßwiderstandes durch überwiegende Stimulation der α-Adrenozeptoren.
  — An **Nebenwirkungen** sind zu nennen: Tachykardie, Anstieg des pulmonalarteriellen Mitteldrucks und des PCWP, selektive Minderperfusion im Splanchnikusgebiet sowie Erhöhung des myokardialen Sauerstoffverbrauchs.

> ❯ Nicht zuletzt aufgrund der Nebenwirkungen ist man allgemein der Ansicht, dass Adrenalin nicht als Mittel der ersten Wahl eingesetzt werden sollte und wenn, dann nur in möglichst geringer Dosierung.

— **Noradrenalin:** Noradrenalin aktiviert überwiegend α-Adrenozeptoren, stimuliert aber auch β-Adrenozeptoren und hier vornehmlich β_1-Adrenozeptoren. Noradrenalin wirkt über eine Vasokonstriktion der peripheren Gefäße, wobei das Herzzeitvolumen durch eine gleichzeitige Steigerung der Kontraktilität über β_1-Adrenozeptoren des Herzens trotz der Erhöhung des peripheren Widerstandes meist unbeeinflusst bleibt. In der Summe resultiert eine Steigerung des systemischen Perfusionsdrucks aller Organe. An **Nebenwirkungen** sind zu nennen: Tachykardie (allerdings weniger ausgeprägt als bei Adrenalin) sowie Anstieg des pulmonalarteriellen Mitteldrucks und des PCWP. Im Gegensatz zu Dopamin und Adrenalin bewirkt Noradrenalin offensichtlich keine selektive Minderperfusionen bestimmter Versorgungsgebiete, insbesondere keine Einschränkung des renalen Blutflusses.

> ❯ Noradrenalin ist der Vasopressor der ersten Wahl und wird klinisch v. a. in 2 Situationen eingesetzt:
>   — wenn sich bei einem stark erniedrigten peripheren Gefäßwiderstand und dadurch erhöhtem Herzzeitvolumen durch die Verabreichung von Volumen und/oder positiv inotropen Substanzen kein ausreichender Blutdruck erzielen lässt,
>   — um den initialen Blutdruckabfall bei der Therapie mit Phosphodiesterase-III-Hemmern abzufangen.

Synthetische Katecholamine Hierzu zählen Dobutamin und Dopexamin:

▬ **Dobutamin:** Dobutamin ist ein synthetisches Dopaminderivat, das relativ spezifisch die β_1-Adrenozeptoren und deutlich weniger die β_2- und α-Adrenozeptoren aktiviert. Dobutamin wirkt positiv inotrop und positiv lusitrop (verbesserte Myokardrelaxation während der Diastole) und führt überdies zu einer gewissen Vasodilatation. Dadurch steigt das Herzzeitvolumen. An **Nebenwirkungen** ist v. a. die Tachykardie, aber auch die Erhöhung des myokardialen Sauerstoffverbrauchs zu nennen.

▸ **Es fehlen die bei anderen Katecholaminen beobachtete Steigerung des pulmonalarteriellen Mitteldrucks und des PCWP, ebenso die selektive Minderperfusion bestimmter Versorgungsgebiete. Daher gilt Dobutamin als Katecholamin der ersten Wahl zur Steigerung der myokardialen Kontraktilität und wird insbesondere beim LCOS, das mit erhöhten kardialen Füllungsdrücken bzw. erhöhten systemischen und/oder pulmonalen Widerständen einhergeht, eingesetzt.**

▬ **Dopexamin:** Dopexamin ist ein synthetisches dopaminanaloges Katecholamin und aktiviert die β_2- sowie dopaminerge Rezeptoren, insbesondere die DA_1-Rezeptoren, weniger ausgeprägt auch die DA_2-Rezeptoren. Daraus resultiert eine vasodilatierende Wirkung.

▸ **Nachdem Berichte über den Einsatz von Dopexamin zur Verbesserung der intestinalen und renalen Perfusion widersprüchliche Ergebnisse erbrachten, gibt es derzeit keine Indikation zum Einsatz dieser Substanz.**

Vasodilatatoren Hierzu zählen folgende Substanzen:

▬ **Phosphodiesterase-III-Hemmer:** Phosphodiesterase-III-Hemmer, die als Amrinon, Milrinon und Enoximon im klinischen Einsatz sind, wirken im Gegensatz zu den Katecholaminen rezeptorunabhängig. Sie erhöhen die intrazelluläre cAMP-Konzentration durch Blockade des cAMP-Abbaus. Der Konzentrationsanstieg des cAMP führt zu einem vermehrten Kalziumeinstrom in die Zelle und zu einer erhöhten Kalziumfreisetzung aus dem sarkoplasmatischen Retikulum. Gleichzeitig wird in der glatten Gefäßmuskulatur durch die erhöhte cAMP-Konzentration die intrazelluläre Kalziumsequestrierung gesteigert, was eine Relaxation der glatten Muskulatur und damit eine Vasodilatation bewirkt. Weiterhin führen Phosphodiesterase-III-Hemmer am Sinusknoten über einen cAMP-abhängigen Kalziumeinstrom zu einer Steigerung der Herzfrequenz und verbessern die atrioventrikuläre Reizleitung. Dennoch – und damit in deutlichem Gegensatz zu den Katecholaminen – nimmt der kardiale kaum zu, da die Effekte der positiv inotropen Wirkung auf den kardialen Sauerstoffverbrauch durch die gleichzeitige Vor- und Nachlastsenkung ausgeglichen werden. In der Summe resultiert eine positiv inotrope Wirkung mit Anstieg des Herzzeitvolumens bei deutlicher Reduktion der kardialen Füllungsdrücke sowie des pulmonalen und systemischen Gefäßwiderstandes in Verbindung mit einer positiv chronotropen und positiv dromotropen Wirkung. Eine positiv lusitrope Wirkung durch Steigerung der Kalziumwiederaufnahme in das sarkoplasmatische Retikulum wird diskutiert. An **Nebenwirkungen** des Amrinons ist die Thrombozytopenie zu nennen, die für Milrinon und Enoximon bislang nicht berichtet wurde. Weiter sind die Erhöhung des pulmonalen Shunt-Volumens und die ausgeprägte Vasodilatation zu erwähnen, wobei Letztere häufig den zusätzlichen Einsatz von Vasopressoren erforderlich macht. Ebenso sind die lange Halbwertszeit und die dadurch bedingte schlechte Steuerbarkeit als Nachteile zu betrachten.

> **Daher beschränkt sich der klinische Einsatz der Phosphodiesterase-III-Hemmer zumeist auf Situationen, in denen das sehr ähnlich wirkende Dobutamin aufgrund einer vorbestehenden medikamentösen β-Blockade oder einer Herunterregulation der β-Rezeptoren wirkungslos bleibt.**

— **Kalziumsensitizer:** Levosimendan als derzeit einziger klinisch verfügbarer Kalziumsensitizer wirkt rezeptorunabhängig und ohne Vermittlung eines »second messenger« wie cAMP durch Sensibilisierung des kardiospezifischen Troponin C für Kalzium. Dadurch wird die Ausbildung von Aktin-Myosin-Querbrücken erleichtert, was eine erhöhte Kraftentwicklung der kontraktilen Elemente der Herzmuskelzelle zur Folge hat. Da dieser Vorgang von der intrazellulären Kalziumkonzentration abhängig ist, findet er nur während der Systole statt, wohingegen die diastolische Funktion nicht beeinflusst wird. Der kardiale Sauerstoffverbrauch nimmt allenfalls geringfügig zu. Auf die glatte Muskulatur wirkt Levosimendan über eine Aktivierung der ATP-abhängigen Kaliumkanäle relaxierend.

> **Nachdem Levosimendan über den gleichen Mechanismus möglicherweise Zellschädigungen verhindern kann, erscheint sein Einsatz zur Steigerung der Inotropie beim ischämischen »Stunned-Myokard« besonders vorteilhaft. Dem steht als wesentlicher Nachteil insbesondere die bisweilen ausgeprägte Vasodilatation entgegen, sodass die Verabreichung von Levosimendan zum jetzigen Zeitpunkt lediglich im Sinne eines Heilversuchs bei Patienten mit**

einem LCOS, das durch eine systolische Dysfunktion bedingt ist, empfohlen werden kann. Die bislang nicht erfolgte Zulassung schränkt die Anwendung weiter ein.

— **Nitroglyzerin:** Nitroglyzerin führt zu einer Erweiterung der Gefäße, v. a. im venösen und koronaren, aber auch im arteriellen Gefäßgebiet. Es hat sein primäres Einsatzgebiet in der Prophylaxe und Therapie einer Myokardischämie. Weiter wird es, zumeist additiv, zur Therapie eines erhöhten pulmonalarteriellen Drucks und der Rechtsherzinsuffizienz eingesetzt. An wesentlichen **Nebenwirkungen** sind die Herzfrequenzsteigerung und, insbesondere bei höherer Dosierung, der Abfall des systemischen Blutdrucks zu nennen. Weiter kann die Hemmung der hypoxischen pulmonalen Vasokonstriktion über eine Erhöhung des intrapulmonalen Rechts-links-Shunts zu einer Verschlechterung der Oxygenierung sowie zu einer Erhöhung der alveoloarteriellen Sauerstoffpartialdruckdifferenz führen. Schließlich kann es bei höherer Dosierung zu heftigen Kopfschmerzen kommen und bei längerer Anwendung zur Entwicklung einer Toleranz, d. h. zur Abschwächung der Wirkung.

❯ Die aufgrund der geringen Ausprägung limitierte klinische Relevanz der unerwünschten Wirkungen lässt jedoch eine nahezu uneingeschränkte Empfehlung für den Einsatz von Nitraten zur Vor- und Nachlastsenkung bei akuter Herzinsuffizienz zu.

— **Natriumnitroprussid:** Natriumnitroprussid führt über eine Senkung insbesondere der Nachlast, aber auch der Vorlast zur systolischen und diastolischen Entlastung des Herzens und damit sekundär zu einer Verbesserung der Pumpfunktion. Gleichzeitig wird der myokardiale Sauerstoffverbrauch gesenkt.

❯ Natriumnitroprussid findet daher in Situationen Anwendung, in denen ein LCOS mit einem erhöhten periphervaskulären Widerstand einhergeht. Wie Nitroglyzerin kann Natriumnitroprussid zu einer Verschlechterung der Oxygenation führen. Die klinisch schwerwiegendere unerwünschte Wirkung ist jedoch die mögliche Zyanidvergiftung. Daher sollte jede Natriumnitroprussidinfusion von der Verabreichung einer Natriumthiosulfatlösung begleitet sein.

— **Prostanoide:** Prostaglandin E_1 ist der Prototyp dieser Substanzklasse. Prostanoide steigern die Aktivität der Adenylatzyklase. Die resultierende intrazelluläre Erhöhung der cAMP-Konzentration führt zu einer Abnahme der Kalziumkonzentration in den Gefäßmuskelzellen. Das End-

> ❯ Prostaglandin E$_1$ wird, wenn überhaupt, zur Therapie einer pulmo-
> nalen Hypertonie eingesetzt, hat sich aber im Routinebetrieb nicht
> durchsetzen können, da es neben dem pulmonalen Gefäßwider-
> stand auch den systemischen Gefäßwiderstand senkt und zu intra-
> pulmonalen Rechts-links-Shunts führt

— **Inhalative Vasodilatatoren:** Demgegenüber werden die inhalativ ver-
abreichbaren Vasodilatatoren wie Stickstoffmonoxid (NO), Prostazyklin
oder das Prostazyklinanalogon Iloprost häufiger zur Therapie einer
pulmonalen Hypertonie eingesetzt. NO wirkt über eine Aktivierung der
Guanylatzyklase (cGMP) und führt zu einer selektiven Dilatation der
pulmonalen Gefäße. Der Abfall des pulmonalvaskulären Widerstandes
und die Umverteilung des pulmonalen Blutflusses in ventilierte Lungen-
bezirke reduzieren den pulmonalarteriellen Druck und verbessern die
arterielle Oxygenierung. NO wird rasch durch Hämoglobin inaktiviert,
sodass im Gegensatz zu i. v. Vasodilatatoren kein Effekt auf den systemischen Gesamtwiderstand resultiert. NO ist allerdings nur für den
Einsatz bei Neugeborenen zugelassen. Zudem wird ein speziell für die
Verneblung von NO geeignetes Beatmungsgerät benötigt, was die klinische Anwendung limitiert. Letzteres trifft v. a. deswegen zu, weil für
NO lebensbedrohliche Rebound-Phänomene bei abruptem Absetzen der
NO-Verneblung beschrieben sind, sodass im Prinzip ein Ersatzgerät be-
reitgehalten werden muss, was die Ressourcen vieler Kliniken überfor-
dern dürfte. Demgegenüber scheinen die ebenfalls als **Nebenwirkungen**
genannte toxische Methämoglobinämie und die verstärkte Blutungsneigung bei den üblicherweise verwendeten Dosierungen von ≤20 ppm
keine Rolle zu spielen.

> ❯ Für die inhalativ verabreichten Prostanoide treffen die genannten
> Limitationen nicht zu, sodass insbesondere Iloprost häufiger als NO
> mit ähnlich positiven Ergebnissen eingesetzt wird. Es ist aber zu beto-
> nen, dass eine Therapieempfehlung momentan bei fehlender Zulas-
> sung nur im Sinne eines Heilversuchs ausgesprochen werden kann.

— **Alternative Vasodilatatoren:** Die Einschränkung einer nicht möglichen
Therapieempfehlung bei fehlender Zulassung gilt noch mehr für den oral
zu verabreichenden Phosphodiesterase-V-Hemmer Sildenafil, für den
Wirkungen wie bei NO und Prostanoiden beschrieben wurden, für den
bislang aber nur sehr wenige Erfahrungsberichte vorliegen.

Vasopressoren Primäres Einsatzgebiet der Vasopressoren sind Situationen,
in denen die Kombination einer Optimierung des Volumenstatus und einer

ausreichend ist, um einen arteriellen Perfusionsdruck zu erzielen, der eine ausreichende Organdurchblutung gewährleistet. Zu den Vasopressoren zählen außer dem bereits oben erwähnten Noradrenalin das Vasopressin und das Methylenblau:

— **Vasopressin:** Vasopressin entfaltet seine Wirkung über eine Vasopressin-1-Rezeptor-vermittelte Erhöhung der intrazellulären Kalziumkonzentration. Vasopressin ist ein außerordentlich wirksamer Vasopressor und scheint insbesondere beim seltenen vasoplegischen Syndrom, d. h. in Situationen, in denen trotz hochdosierter Noradrenalingabe der systemische Gefäßwiderstand nicht oder nur marginal ansteigt, nützlich zu sein. Allerdings konnte sowohl bei hoch- als auch bei niedrigdosiertem Einsatz von Vasopressin eine erhebliche Beeinträchtigung der Mikrozirkulation nachgewiesen werden.

> ⊙ Daher erfolgt der Einsatz von Vasopressin derzeit nur als Ultima Ratio und nach Möglichkeit in niedriger Dosierung. In der mehrfach erwähnten Leitlinie (Carl et al. 2007) wird auf eine Empfehlung ganz verzichtet.

— **Methylenblau:** Das für Vasopressin Erwähnte gilt auch für den Einsatz von Methylenblau, da die derzeitige Datenlage unzureichend ist. Gleichwohl gibt es auch für Methylenblau ermutigende Berichte über den Einsatz dieser Substanz beim noradrenalinrefraktären vasoplegischen Syndrom (Literatur bei Carl et al. 2007).

In ◘ Tab. 1.7 sind weitere Details der klinischen Anwendung der genannten Substanzen zusammengefasst.

Grundzüge der medikamentösen Kreislaufunterstützung In der bereits mehrfach zitierten Leitlinie (Carl et al. 2007) sind die Therapiealgorithmen je nach Ursache des LCOS aufgeführt, sodass die Therapie im Folgenden komprimiert dargestellt wird. In der Praxis vergeht häufig eine gewisse Zeit, bis die Ergebnisse des erweiterten Monitorings mittels Pulmonalarterienkatheterisierung, Pulskonturanalyse und/oder transösophagealer Echokardiographie vorliegen und die in ◘ Abb. 1.4 sowie ◘ Abb. 1.5 dargestellten Algorithmen zur Anwendung kommen können. Da ein LCOS jedoch umgehend therapiert werden muss, erfolgt zunächst eine kalkulierte medikamentöse Kreislaufunterstützung. Dabei ist man auf die Ergebnisse des Basismonitorings angewiesen. Folgende Faustregeln können hilfreich sein:

— Ein MAP von <60 mmHg sollte ab einem ZVD von >12 mmHg mit positiv inotropen Substanzen angehoben werden.
— Je schlechter die linksventrikuläre Funktion ist, desto eher sollte man

◻ **Tab. 1.7** Dosierungen positiv inotroper und vasoaktiver Substanzen. Mod. nach Carl et al. (2007)

Substanz	Bolusgabe	Dosierungsrate
Dopamin	Keine	– <3 µg/kg KG/min: renale Wirkung – 3–5 µg/kg KG/min: β-adrenerge Wirkung – >5 µg/kg KG/min: β- und α-adrenerge Wirkung
Dobutamin	Keine	2–20 µg/kg KG/min (β-adrenerge Wirkung)
Adrenalin	In Reanimationssituationen	0,05–2,5 µg/kg KG/min
Noradrenalin	Keine	0,2–1,0 µg/kg KG/min
Milrinon	Dosis: 25–75 µg/kg KG über 20 min	0,375–0,75 µg/kg KG/min
Enoximon	Dosis: 0,25–0,75 µg/kg KG	1,25–7,5 µg/kg KG/min
Levosimendan	Dosis: 12–24 µg/kg KG*	0,1 µg/kg KG/min (0,05–0,2 µg/kg KG/min)

* Bei Patienten mit Hypotension sollte auf eine Bolusgabe verzichtet werden.

— Je schlechter die linksventrikuläre Funktion ist, desto empfindlicher reagiert das Herz auf Volumen. Dies gilt insbesondere bei bereits präoperativ erhöhten linksventrikulären Füllungsdrücken und erhöhten Pulmonalisdrücken.
— Als Substanz steht Dobutamin in Kombination mit Noradrenalin und/oder Adrenalin mit den genannten Vor-und Nachteilen zur Verfügung.

Dobutamin hat den Vorteil, dass es neben seiner positiv inotropen Wirkung die beim LCOS häufig erhöhten Widerstände im systemischen und pulmonalen Gefäßsystem senkt. Geschieht dies überschießend, kann mit Noradrenalin gegenreguliert werden. Nicht selten reicht aber Dobutamin allein nicht aus, sodass zusätzlich Adrenalin verabreicht werden muss.

Steigt trotz medikamentöser Kreislaufunterstützung nur der ZVD und nicht der MAP, ist das Herz zu voll und bedarf der raschen Volumenentlastung mittels Diuretika und/oder Nierenersatztherapie. Weiterhin ist an das Vorlie-

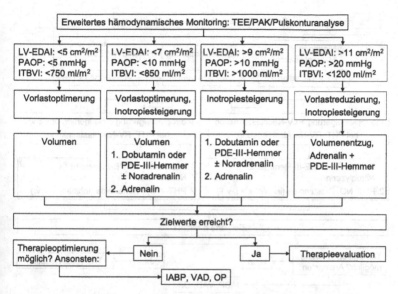

Abb. 1.3 Stufentherapie der Linksherzinsuffizienz in Abhängigkeit von den Ergebnissen des erweiterten Monitorings. *IABP* intraaortale Ballonpumpe; *ITBVI* intrathorakaler Blutvolumenindex; *LV-EDAI* linksventrikulärer enddiastolischer Querschnittsflächenindex; *OP* erneute Operation; *PAK* Pulmonalarterienkatheterisierung; *PAOP* pulmonalkapillärer Verschlussdruck; *PDE III* Phosphodiesterase III; *TEE* transösophageale Echokardiographie; *VAD* »ventricular assist device«. Mod. nach Carl et al. (2007)

die eine zusätzliche, v. a. rechtsventrikuläre Nachlastsenkung, in erster Linie mit Nitroglyzerin und in zweiter Linie mit inhalativen Vasodilatatoren, notwendig machen kann.

Kommt es trotz medikamentöser Kreislaufunterstützung nicht zu einer hämodynmaischen Stabilisierung und/oder muss die Dosierung der kreislaufwirksamen Substanzen ständig gesteigert werden, ist spätestens ab einer Dosierung des Adrenalins bzw. des Noradrenalins von >0,2 µg/kg KG/min und ab einer Dosierung des Dobutamins von >10 µg/kg KG/min eine rasche Entscheidung über den Einsatz mechanischer Kreislaufunterstützungssysteme herbeizuführen.

Es versteht sich von selbst, dass die medikamentöse Kreislaufunterstützung von einer adäquaten Therapie der anderen Körpersysteme und Organe begleitet werden muss. Als für die Kreislauftherapie wesentlich seien erwähnt:
- adäquate Oxygenierung,
- ausgeglichener Säure-Basen-Haushalt, da insbesondere Katecholamine

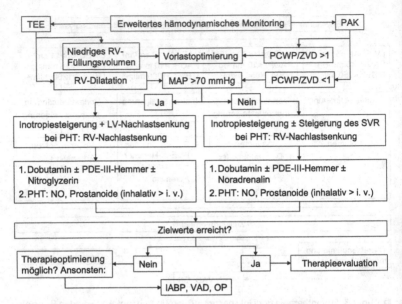

◘ Abb. 1.4 Stufentherapie der Rechtsherzinsuffizienz in Abhängigkeit von den Ergebnissen des erweiterten Monitorings. *IABP* intraaortale Ballonpumpe; *LV* linksventrikulär; *MAP* mittlerer arterieller Blutdruck; *NO* Stickstoffmonoxid; *OP* erneute Operation; *PAK* Pulmonalarterienkatheterisierung; *PAOP* pulmonalkapillärer Verschlussdruck; *PDE III* Phosphodiesterase III; *PHT* pulmonale Hypertonie; *RV* rechtsventrikulär; *SVR* systemischer Gefäßwiderstand; *TEE* transösophageale Echokardiographie; *VAD* »ventricular assist device«; *ZVD* zentraler Venendruck. Mod. nach Carl et al. (2007)

— straffe Blutzuckerspiegeleinstellung mit dem nach wie vor nicht unumstrittenen Zielwert von 110 mg % (van den Berghe et al. 2001).

Mechanische Kreislaufunterstützung

Intraaortale Ballonpumpe (IABP) Das aufgrund seiner vergleichsweise unkomplizierten Implantationstechnik (Robicsek et al. 2003) und seiner zumindest an herzchirurgischen Zentren ständigen Verfügbarkeit am häufigsten angewendete Prinzip der mechanischen Kreislaufunterstützung ist das der intraaortalen Ballongegenpulsation. Der wesentliche Wirkmechanismus besteht zum einen in einer Augmentation des diastolischen Blutdrucks durch Inflation des in der deszendierenden Aorta platzierten Ballons während der Diastole und zum anderen in einer akuten Senkung der linksventrikulären Nachlast durch Deflation des Ballons während der Systole. Dadurch wird die

resultat ist ein verbessertes Sauerstoffangebots-Verbrauchs-Verhältnis; man spricht auch von einer Ökonomisierung der Herzarbeit.

Trotz des weit verbreiteten Einsatzes der IABP existieren derzeit keine konsentierten Empfehlungen, bei welchen Patienten und welcher Befundkonstellation der Einsatz der IABP erfolgen sollte. Die Autoren sind der Meinung, dass die IABP so früh wie möglich genutzt werden sollte, da die Ergebnisse offenbar eng mit dem Zeitpunkt der IABP-Implantation korrelieren: plakativ formuliert: Je eher, desto besser (Baskett et al. 2002; Christensen et al. 2002; Ramnarine et al. 2005).

Immerhin besteht Einigkeit darüber, dass die IABP zur Therapie eines perioperativen LCOS eingesetzt werden sollte, wobei dies insbesondere für Patienten nach koronarer Bypassoperation gilt (Baskett et al. 2002) und bereits die Phase der Entwöhnung von der Herz-Lungen-Maschine einschließt. Wie schon erwähnt, kann als Faustregel gelten, dass spätestens ab einer Adrenalin- und/oder Noradrenalindosierung von >0,2 µg/kg KG/min und ab einer Dosierung des Dobutamins von >10 µg/kg KG/min die Indikation für die IABP gegeben ist. Dies gilt insbesondere dann, wenn mehr als eine positiv inotrop wirkende Substanz hochdosiert verabreicht wird und die Inotropikadosierung ständig gesteigert werden muss, ohne dass eine hämodynamische Stabilisierung gelingt. Es mehren sich zudem die Hinweise darauf, dass der Einsatz der IABP bei bestimmten Risikokonstellationen, z. B. Vorliegen einer linksventrikulären Ejektionsfraktion von <30–40 %, Hauptstammstenose, instabile Angina pectoris oder Notwendigkeit einer koronaren Re-Operation, bereits präoperativ erfolgen sollte, um die Ergebnisse des folgenden Eingriffs zu optimieren (Dunning et al. 2003).

Die Notwendigkeit der IABP-Implantation lässt sich bereits unmittelbar nach Inbetriebnahme des Systems durch Betrachtung der Druckkurve am Gerät prüfen: Typischerweise sieht man einen kleinen ersten Gipfel als Resultat der unzureichenden herzeigenen Auswurfleistung und einen wesentlich höheren zweiten Gipfel, der durch die diastolische Augmentation der IABP hervorgerufen wird. Bei einer Erholung der myokardialen Pumpfunktion kehrt sich dieses Verhältnis in den folgenden Stunden oder Tagen trotz sinkender Dosierung der kreislaufwirksamen Substanzen um, und man kann über die Explantation des Ballonkatheters nachdenken. Diese sollte aber erst dann erfolgen, wenn nur noch eine niedrigdosierte, am besten gar keine medikamentöse Kreislaufunterstützung mehr notwendig ist. Die Entwöhnung von der IABP geschieht vorzugsweise durch eine Reduktion der Pumpfrequenz von 1 : 1 über 1 : 2 auf 1 : 3.

Mit Komplikationen der IABP ist heutzutage in etwa 10 % der Fälle zu rechnen, wobei es sich überwiegend um Gefäßprobleme wie eine Extremitätenischämie, die in extrem seltenen Fällen eine Amputation zur Folge hat, oder Blutun-

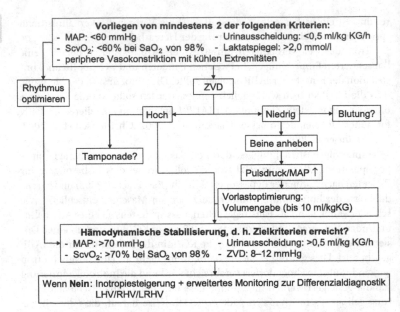

□ **Abb. 1.5** Stufenplan der Therapie des postoperativen »low cardiac output syndrome«, Stufe 1. *LHV* Linksherzversagen; *LRHV* Links- und Rechtsherzversagen; *MAP* arterieller Mitteldruck; *RHV* Rechtsherzversagen; *SaO₂* arterielle Sauerstoffsättigung; *ScvO₂* zentralvenöse Sauerstoffsättigung; *ZVD* zentraler Venendruck

Der Erfolg der mechanischen Kreislaufunterstützung mittels IABP hängt u. a. davon ab, ob die Ursache des LCOS wie z. B. im Fall des »stunned myocardium« prinzipiell reversibel ist oder nicht. Bei einem irreversiblen Myokardschaden ohne Möglichkeit der Erholung ist die IABP meistens erfolglos (Baskett et al. 2002). In diesen Fällen bleibt der erste Gipfel der Druckkurve klein und der zweite groß; die Dosierung der kreislaufwirksamen Substanzen kann nicht reduziert werden. Kommt es trotz IABP nach Ablauf von 72–96 h nicht zu einer eindeutigen Besserung der hämodynamischen Situation, muss unter Berücksichtigung patientenindividueller Gesichtspunkte die Entscheidung getroffen werden, ob man ein Scheitern der Bemühungen in Kauf nimmt oder in der Stufentherapie durch Implantation eines ventrikulären Unterstützungssystems fortschreitet. Letzteres beinhaltet allerdings gleichzeitig die Entscheidung für eine mögliche Herztransplantation, sodass der Patient die formalen Voraussetzungen dafür erfüllen sollte.

Ventrikuläre Unterstützungssysteme (»ventricular assist devices«, VAD)

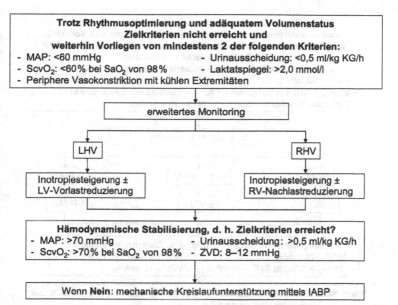

**Trotz Rhythmusoptimierung und adäquatem Volumenstatus
Zielkriterien nicht erreicht und
weiterhin Vorliegen von mindestens 2 der folgenden Kriterien:**
- MAP: <60 mmHg   - Urinausscheidung: <0,5 ml/kg KG/h
- ScvO$_2$: <60% bei SaO$_2$ von 98%   - Laktatspiegel: >2,0 mmol/l
- Periphere Vasokonstriktion mit kühlen Extremitäten

erweitertes Monitoring

LHV   RHV

Inotropiesteigerung ±   Inotropiesteigerung ±
LV-Vorlastreduzierung   RV-Nachlastreduzierung

Hämodynamische Stabilisierung, d. h. Zielkriterien erreicht?
- MAP: >70 mmHg   - Urinausscheidung: >0,5 ml/kg KG/h
- ScvO$_2$: >70% bei SaO$_2$ von 98% - ZVD: 8–12 mmHg

Wenn Nein: mechanische Kreislaufunterstützung mittels IABP

◼ **Abb. 1.6** Stufenplan der Therapie des postoperativen »low cardiac output syndrome«, Stufe 2. *IABP* intraaortale Ballongegenpulsation; *LHV* Linksherzversagen; *LV* linksventrikulär; *MAP* arterieller Mitteldruck; *RHV* Rechtsherzversagen; *RV* rechtsventrikulär; *SaO$_2$* arterielle Sauerstoffsättigung; *ScvO$_2$* zentralvenöse Sauerstoffsättigung; *ZVD* zentraler Venendruck

basieren auf unterschiedlichen Antriebssystemen und sind je nach System kurzzeitig, mittellang oder langfristig einsetzbar. Durch Zwischenschalten eines Oxygenators in ein geeignetes Pumpensystem lässt sich zudem ein akutes Lungenversagen zumindest für einen limitierten Zeitraum therapieren. Die VAD sind als univentrikuläre (LVAD oder RVAD) oder biventrikuläre Systeme (BiVAD) verfügbar. Das Management von Patienten mit VAD ist zeit- und personalaufwendig und erfordert ein großes Maß an Erfahrung, die naturgemäß v. a. an Transplantationszentren vorhanden ist. Insofern impliziert die Implantation eines VAD an anderer Stelle die Notwendigkeit einer umgehenden Kontaktaufnahme mit einem Transplantationszentrum zur Klärung der auch nicht unkomplizierten Verlegungsmodalitäten. Der an weiteren Details interessierte Leser sei zudem auf die einschlägige Literatur verwiesen (DiGiorgi et al. 2003).

In ◼ Abb. 1.5, ◼ Abb. 1.6 und ◼ Abb. 1.7 sind die wesentlichen Inhalte dieses Abschnitts graphisch zusammengefasst.

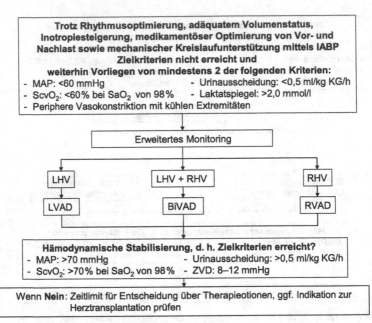

Trotz Rhythmusoptimierung, adäquatem Volumenstatus, Inotropiesteigerung, medikamentöser Optimierung von Vor- und Nachlast sowie mechanischer Kreislaufunterstützung mittels IABP Zielkriterien nicht erreicht und weiterhin Vorliegen von mindestens 2 der folgenden Kriterien:
- MAP: <60 mmHg
- ScvO₂: <60% bei SaO₂ von 98%
- Periphere Vasokonstriktion mit kühlen Extremitäten
- Urinausscheidung: <0,5 ml/kg KG/h
- Laktatspiegel: >2,0 mmol/l

Erweitertes Monitoring

LHV   LHV + RHV   RHV

LVAD   BiVAD   RVAD

Hämodynamische Stabilisierung, d. h. Zielkriterien erreicht?
- MAP: >70 mmHg
- ScvO₂: >70% bei SaO₂ von 98%
- Urinausscheidung: >0,5 ml/kg KG/h
- ZVD: 8–12 mmHg

Wenn **Nein**: Zeitlimit für Entscheidung über Therapieotionen, ggf. Indikation zur Herztransplantation prüfen

◻ **Abb. 1.7** Stufenplan der Therapie des postoperativen »low cardiac output syndrome«, Stufe 3. *BiVAD* biventrikuläres »ventricular assist device«; *IABP* intraaortale Ballongegenpulsation; *LHV* Linksherzversagen; *LVAD* linksventrikuläres »ventricular assist device«; *MAP* arterieller Mitteldruck; *RHV* Rechtsherzversagen; *RVAD* rechtsventrikuläres »ventricular assist device«; *SaO₂* arterielle Sauerstoffsättigung; *ScvO₂* zentralvenöse Sauerstoffsättigung

Hypertonus

Der Blutdruck ist nach herzchirurgischen Operationen zwar häufiger zu niedrig als zu hoch, dennoch stellt ein Hypertonus mitunter ein Problem dar, insbesondere bei fragilen kardialen, aortalen oder arteriellen Gewebeverhältnissen. Wenn Schmerzen als Ursache ausgeschlossen sind, lässt sich der Blutdruck mit den in ◻ Tab. 1.8 aufgelisteten Antihypertensiva, jeweils allein oder in Kombination, senken. Zusätzlich ist der Blutdruck auch über eine Erhöhung des PEEP absenkbar, wobei diese Maßnahme primär natürlich völlig anderen Zielen dient.

Substanz	Bolusgabe	Dosierungsrate
Nitroglyzerin	5–10 mg	0,5–2 µg/kg KG/min
Urapidil	10–50 mg	1–3 µg/kg KG/min
Clonidin	0,05–0,1 mg	0,01–0,05 µg/kg KG/min
Natriumnitroprussid	–	0,1–2 µg/kg KG/min

◨ **Tab. 1.8** Dosierungen häufig verwendeter Antihypertensiva

Rhythmusstörungen

Einteilung

Rhythmusstörungen lassen sich auf unterschiedliche Weise einteilen:

- nach der Frequenz in bradykarde und tachykarde,
- nach der Relevanz in hämodynamisch stabile und hämodynamisch instabile,
- anatomisch in supraventrikuläre und ventrikuläre.

Wir folgen der ersten Einteilung.

Bradykarde Rhythmusstörungen

Bradykardien nach herzchirurgischen Operationen sind häufig, zumal operierte Herzen in den ersten Stunden und Tagen eine höhere Frequenz benötigen als unter Normalbedingungen. Dies bestätigen die Zahlen der BQS: Nahezu die Hälfte der Patienten verlässt den Operationssaal mit einer Schrittmacherstimulation.

Die meisten herzchirurgischen Patienten sind mit β-Blockern vorbehandelt und haben daher häufig nach dem herzchirurgischen Eingriff eine relative Sinusbradykardie, sodass bereits die erfolgreiche Entwöhnung von der Herz-Lungen-Maschine bisweilen nur unter Stimulation gelingt. Bei Klappenpatienten kommt hinzu, dass die Operation in der Nähe des Reizleitungssystems erfolgt, sodass sie nach der Herzklappenoperation nicht selten zu höhergradigen AV-Blockierungen neigen. Diese sind zwar in der überwiegenden Zahl vorübergehender Natur, dennoch ist für eine gewisse Zeit, die durchaus mehrere Tage betragen kann, eine externe Stimulation notwendig. Bradykardes Vorhofflimmern ist seltener als die beiden vorgenannten Rhythmusstörungen.

Zur Auswahl der **Stimulationsart,** d. h. zur Frage, ob atrial, ventrikulär, AV-sequenziell oder biventrikulär stimuliert werden sollte, ist die Datenlage ausgesprochen bescheiden. Als Faustregel kann gelten: Je kranker das Herz ist,

zielle Stimulation. Dies gilt v. a. für hypertrophierte oder druckbelastete Ventrikel, während ansonsten gesunde Herzen oder volumenbelastete Ventrikel auf den Verlust der AV-Koordination eher weniger stark reagieren.

Als **Stimulationsfrequenz** wird eine Rate von 80–100 bpm bevorzugt. Das **AV-Intervall** wird zumeist bei 150 ± 25 ms eingestellt. Die **Ausgangsenergie**, entweder in Volt (V) oder Milliampere (mA) einstellbar und auch als »output« bezeichnet, sollte auf das doppelte des perioperativ ermittelten Reizschwellenwerts eingestellt werden, wenn der Patient über einen Eigenrhythmus verfügt, ansonsten auf das Dreifache. Die **Empfindlichkeit** oder Sensitivität in mV wird im Operationssaal zumeist sehr hoch, d. h. sehr unempfindlich gewählt, weil die Elektrokoagulation die Funktion des Herzschrittmachers fast immer beeinträchtigt. Auf der Intensivstation sollte der Wert korrigiert, d. h. der Herzschrittmacher durch Erniedrigung der Sensitivität empfindlicher eingestellt werden, um der unerwünschten, weil potenziell arrhythmogenen Stimulation trotz vorhandenem Eigenrhythmus vorzubeugen (Spotnitz 2005).

Die Rolle der AV-koordinierten biventrikulären Stimulation ist derzeit noch nicht geklärt. Es gibt aber erste Hinweise darauf, dass sich bei Patienten mit linksventrikulärer Dysfunktion durch eine biventrikuläre Stimulation eine Verbesserung der Hämodynamik erreichen lässt, wobei der epikardiale Stimulationsdraht vorzugsweise posterolateral, also in der Nähe des ersten Marginalastes, platziert werden sollte. Eine mehr anteriore Position hat sich demgegenüber als weniger vorteilhaft erwiesen (Flynn et al. 2005).

Tachykarde Rhythmusstörungen

Diese lassen sich in die mit einer Inzidenz von bis zu 50% außerordentlich häufigen supraventrikulären und die mit einer Häufigkeit von bis zu 2% auftretenden und damit wesentlich selteneren ventrikulären Tachykardien enteilen.

Supraventrikuläre Tachykardien Zunächst ein Wort zu den supraventrikulären Extrasystolen: Sie sind harmlos und nach Herzoperationen in aller Regel durch eine Hypokaliämie bedingt. Außer der Korrektur der Elektrolytstörung bedürfen sie keiner Therapie. Ansonsten handelt es sich bei den postoperativen supraventrikulären Tachykardien überwiegend um Vorhofflimmern. Peri- und postoperatives Vorhofflimmern ist mit einer erhöhten Sterblichkeit sowohl während des Krankenhausaufenthalts als auch danach vergesellschaftet. Weiter kommt es bei diesen Patienten häufiger zu Schlaganfällen und Kammertachykardien, und die Liegedauer ist verlängert (Dunning et al. 2006). Leitlinien zu diesem Thema existieren in ausreichender Zahl, berücksichtigen aber nur selten das postoperative Vorhofflimmern. Aus intensivmedizinischer Sicht erscheinen 3 Leitlinien lesenswert (Dunning et al. 2006; European Resuscitation

◻ **Tab. 1.9** Übersicht über die verfügbaren Substanzen bzw. Maßnahmen bei Vorhofflimmern und das Ausmaß ihrer Wirksamkeit in der Literatur

Substanz/ Maßnahme	Rhythmuskontrolle	Frequenzkontrolle	Prophylaxe
Flecainid	(+)	(+)	(+)
Propafenon	(+)	(+)	(+)
β-Blocker	+	++	+++
Amiodaron	++	+	++
Sotalol	++	+	++
Verapamil	+	++	+
Diltiazem	+	++	+
Digitalis	+	++	+
Magnesium	–	–	++
Kardioversion	+++	+++	–

– unwirksam; *(+)* Wirksamkeit umstritten; + Wirksamkeit möglich; ++ Wirksamkeit wahrscheinlich; +++ Wirksamkeit hoch wahrscheinlich

> **Vordringlich ist die Entscheidung, ob die Tachykardie den Patienten hämodynamisch kompromittiert oder nicht.**

Bei **hämodynamischer Instabilität** ist eine sofortige Frequenzkontrolle notwendig, d. h. die Verlangsamung der Ventrikelfrequenz auf Werte von 80–100/min, die man entweder medikamentös oder mit höherer Wahrscheinlichkeit durch eine elektrische Kardioversion erreicht.

Bei **hämodynamischer Stabilität** ist die Entscheidung zu treffen, was man erreichen will: eine Rhythmuskontrolle, d. h. die Konversion in einen Sinusrhythmus, oder die Frequenzkontrolle. Prognostisch sind beide Verfahren gleichwertig, sodass man die Auswahl von der Wahrscheinlichkeit, mit der in der Folgezeit ein Sinusrhythmus erhalten bleibt, abhängig machen sollte. War der Patient präoperativ im Sinusrhythmus und hatte keine bekannten Episoden von Vorhofflimmern und haben überdies der rechte und der linke Vorhof echokardiographisch einen Durchmesser von <40 mm, so ist die Wahrscheinlichkeit hoch.

In ◻ Tab. 1.9 sind die Antiarrhythmika sowie sonstige Medikamente

üblicherweise Verwendung finden. Die Bewertung der Wirksamkeit erfolgte anhand der vorhandenen Leitlinien und der Literatur, die trotz der zu unterstellenden Evidenz ein uneinheitliches Bild geben, sodass eine subjektive Note im Sinne einer Expertenmeinung bei der Bewertung zusätzlich eingeflossen ist. Der eine oder andere wird bei der Auflistung die Vorhofstimulation, mono- oder biatrial, vermissen, die jedoch die in sie gesetzten Hoffnungen bislang nicht erfüllt hat.

Zusätzlich sind bei Patienten mit Vorhofflimmern eine Reihe weiterer Begleitmaßnahmen zu beachten: Der Kaliumspiegel sollte >4,5 mmol/l betragen, und eine ausreichende Oxygenierung mit dem Ziel einer Sauerstoffsättigung von >92 % ist ebenso wie ein Normovolämie sicherzustellen, da eine Hyokaliämie ebenso wie eine Hypoxie, eine Hypovolämie oder eine Hypervolämie Vorhofflimmern begünstigen kann. Gleiches gilt für zu ausgeprägten Stress, z. B. durch Schmerzen, die es zu behandeln gilt. Schließlich ist man sich trotz relativ schwacher Evidenz inzwischen einig, dass Patienten mit Vorhofflimmern spätestens nach 48 h mit einem Ziel-INR von 2–3 antikoaguliert werden sollten. Die Frage der Fortführung einer Antikaogulation, nachdem der Patient in Sinusrhythmus konvertiert ist, bleibt nach wie vor umstritten.

Weitere, wesentlich seltenere supraventrikuläre Tachykardien sind im Folgenden kurz dargestellt:

- **Sinustachykardie:** Sie ist zumeist Ausdruck von Stress, z. B. einer zu flachen Sedierung, und sollte durch Beseitigung der Stressursache behandelt werden. Im Zweifelsfall sind Therapieversuche mit β-Blockern, Digitalis oder Verapamil gerechtfertigt.
- **Vorhofflattern:** Diese Rhythmusstörung demaskiert sich durch die sägezahnartige Konfiguration der P-Wellen und ist relativ therapieresistent. Überleitungsverzögernde Medikamente (z. B. Verapamil) oder Vagusreize (z. B. Karotisdruck) können zwar durch AV-Blockierungen die Zyklusdauer der Tachykardie verlängern, nicht jedoch das Vorhofflattern beenden. Häufig bleibt nur die Kardioversion oder die Überführung der Rhythmusstörung in Vorhofflimmern durch Überstimulation.
- **AV-Knoten-Reentry-Tachykardie:** Sie ist akut einer medikamentösen Intervention mit Adenosin oder Verapamil zugänglich. Weniger wirksam sind Flecainid, Propafenon und β-Blocker. Ein Therapieversuch mit Ajmalin, das ansonsten kaum noch verwendet wird, ist bei Erfolglosigkeit möglicherweise wirksam. Dies gilt v. a. dann, wenn die Ursache der Tachykardie ein bis dahin unerkanntes Wolff-Parkinson-White-Syndrom ist, bei dem es sich genau genommen um eine atrioventrikuläre Reentry-Tachykardie handelt.

Wenn man überhaupt nicht weiß, um was für eine Tachykardie es sich handelt,

Kommt es zu einer abrupten Frequenzverlangsamung bis hin zum kompletten AV-Block mit längerer Pause, so handelt es sich fast immer um eine supraventrikuläre oder atrioventrikuläre Tachykardie, häufig ausgelöst durch eine kreisende Erregung; bleibt Adenosin wirkungslos, hat der Patient fast immer eine ventrikuläre Tachykardie.

Ventrikuläre Tachykardien Vereinzelte ventrikuläre Extrasystolen treten nach herzchirurgischen Eingriffen relativ häufig auf und bedürfen zunächst keiner Therapie. Allerdings sollten Elektrolytstörungen und Hypoxien als Ursache ausgeschlossen bzw. beseitigt werden. In Einzelfällen kann die Gabe eines β-Blockers oder von Amiodaron wirksam sein. Gleiches gilt für die nicht anhaltenden, zumeist monomorphen ventrikulären Tachykardien (»nonsustained ventricular tachycardia«, NSVT), die jedoch Vorboten einer anhaltenden ventrikulären Tachykardie sein können, sodass bei Auftreten einer NSVT erhöhte Wachsamkeit geboten ist.

Eine anhaltende, zumeist polymorphe ventrikuläre Tachykardie ist postoperativ fast immer hämodynamisch wirksam. Dies gilt ohne Einschränkung für die Maximalvarianten Kammerflattern und Kammerflimmern, die umgehend durch eine elektrische Kardioversion – d. h. bei Kammerflattern durch einen R-Zacken-synchronisierten Elektroschock (monophasisch: 100 J → 200 J → 360 J; biphasisch: 100 J → 200 J) bzw. bei Kammerflimmern durch einen asynchronen Defibrillationsschock – terminiert werden müssen. Nicht selten ist in dieser Situation zusätzlich eine kardiopulmonale Reanimation notwendig. Das weitere Vorgehen entspricht dann dem in Abschnitt 1.5.2 (»Herz-Kreislauf-Stillstand«) Dargestellten. Bei einer relativ langsamen ventrikulären Tachykardie mit noch vorhandenem Kreislauf kann eine medikamentöse Intervention mit 100–150 mg Lidocain oder 300 mg Amiodaron versucht werden.

In ◘ Abb. 1.8 ist das Vorgehen bei Tachykardien nochmals als Übersicht dargestellt. ◘ Tabelle 1.10 gibt einen Überblick über die häufig verwendeten Antiarrhythmika, ihre üblichen Dosierungen sowie ihre Indikationen.

1.5.3 Nachblutung und Tamponade

Inzidenz, Ursachen und Diagnostik

Über Komplikationen redet keiner gerne, insofern ist die Datenlage zur postoperativen Nachblutung übersichtlich. Man muss offensichtlich in 1–3 % der Fälle damit rechnen, wobei auch die Frage, ab wann die Drainagenfördermengen Anlass zu Sorge geben sollten, nicht klar definiert ist. Insofern mögen die in ◘ Tab. 1.11 angegebenen Grenzwerte dem einen zu großzügig, dem anderen

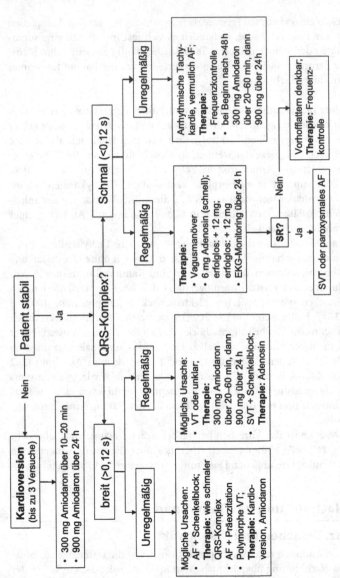

Abb. 1.8 Vorgehen bei Tachykardien. *AF* Vorhofflimmern; *SR* Sinusrhythmus; *SVT* supraventrikuläre Tachykardie; *VT* ventrikuläre Tachykardie. Mod. nach European Resuscitation Council 2005

◨ **Tab. 1.10** Übersicht über häufig verwendete Antiarrhythmika, ihre üblichen Dosierungen bei i. v. Applikation sowie ihre Indikationen

Antiarrhythmikaklasse	Substanz	Dosierung (Akuttherapie)	Indikation
1 (Natriumkanalblocker)			
1A	Ajmalin	25–100 mg	Medikamentöse Kardioversion, Wolff-Parkinson-White-Syndrom
	Disopyramid	50–100 mg	Vorhof- und Kammertachykardien
1B	Lidocain	100–150 mg	Kammertachykardien
1C	Flecainid	100–150 mg	Prophylaxe von Vorhofflimmern
	Propafenon	100–150 mg	
2 (β-Blocker)	Metoprolol	5–20 mg	Supraventrikuläre und ventrikuläre Extrasystolen, Frequenzkontrolle bei Vorhofflimmern
	Esmolol	25–50 mg	
3 (Kaliumkanalblocker)	Amiodaron	5 mg/kg KG über 20 min (bis 450 mg)	Kammertachykardie, Vorhofflimmern
	Sotalol	20–100 mg	Vorhofflimmern
4 (Kalziumkanalblocker)	Verapamil	5–10 mg	Vorhoftachykardien, Frequenzkontrolle bei Vorhofflimmern
	Diltiazem	20–30 mg	Vorhoftachykardien, Frequenzkontrolle bei Vorhofflimmern
Sonstige	Adenosin	6–18 mg als Bolus	Alle Vorhoftachykardien (außer Vorhofflattern), Differenzialdiagnostik von Rhythmusstörungen
	Digitalis	0,4–0,6 mg	Frequenzkontrolle bei Vorhofflimmern

◨ **Tab. 1.11** Grenzwerte für postoperative Drainagenfördermengen

Zeit nach der Operation	Maximal tolerable Blutmenge [ml] pro Std.
Erste Stunde	400
Zweite Stunde	300
Dritte Stunde	250
Ab der vierten Stunde	200

Zudem sind es nicht nur die Blutmengen, die die Entscheidung darüber, welches therapeutische Vorgehen gewählt werden soll, beeinflussen – der wesentliche Punkt ist die mögliche Ursache, die kausal therapiert werden muss.

Zunächst ist festzuhalten, dass nach herzchirurgischen Operationen mit der Herz-Lungen-Maschine das gesamte Gerinnungssystem derangiert ist. Die Thrombozyten als zelluläre Anteile sind nicht selten bereits präoperativ durch die Gabe von Thrombozytenaggregationshemmern in ihrer Funktion eingeschränkt; die Hämodilution reduziert die Zahl an Thrombozyten weiter, und die Hypothermie trägt das ihrige zur Funktionsstörung der Blutplättchen bei. Hinzu kommen die komplette Heparinisierung, ein nahezu regelhaft zu beobachtender Fibrinogenmangel sowie die (Hyper-)Fibrinolyse, die umso stärker ausgeprägt ist, je länger die extrakorporale Zirkulation andauert. Hohe Drainagenfördermengen sind daher zunächst keine Überraschung, sollten jedoch umgehend 2 Konsequenzen nach sich ziehen:

━━ Zum einen sollten der Operateur und – falls nicht identisch – derjenige, der den Thoraxverschluss durchgeführt hat, nach der Qualität der Blutstillung befragt werden. Die hierbei erhaltenen Informationen erleichtern in vielen Fällen die Entscheidung über das weitere Vorgehen und können kostspielige sowie zeitraubende diagnostische Maßnahmen überflüssig machen.

━━ Zum anderen, insbesondere wenn eine chirurgische Blutungsquelle unwahrscheinlich erscheint, sollte eine Gerinnungsdiagnostik durchgeführt werden, um ggf. eine entsprechende Therapie einleiten zu können, z. B.

  ━━ Gabe von 2500–5000 E Protamin bei deutlich verlängerter »activated clotting time«, um die häufigste Maßnahme zu nennen,

  ━━ Gabe von Thrombozytenkonzentraten bei Thrombopenie,

  ━━ Gabe von FFP bei Faktorenmangel,

  ━━ in ihrer Wirksamkeit umstrittene Verabreichung von Desmopressin

Weitere diagnostische Schritte sind – sofern stabile Kreislaufverhältnisse vorliegen – engmaschige Kontrollen der Hämoglobinkonzentration, die Bestimmung von Sauerstoffpartialdruck und Hämoglobinkonzentration im Drainagenblut, die Anfertigung eines Kontrollröntgenbildes des Thorax und eine Echokardiographie zum Ausschluss einer Tamponade.

Prävention

Die wichtigste vorbeugende Maßnahme ist eine sorgfältige **Blutstillung,** die eine intraoperative Kontrolle auf Bluttrockenheit aller Stellen, die man chirurgisch mit Messer, Schere oder Nadel bearbeitet hat, beinhaltet.

Die aus medizinischen und ökonomischen Gründen kontrovers diskutierte Gabe von **Antifibrinolytika** wie Aprotinin (zum Zeitpunkt der Manuskripterstellung nicht mehr erhältlich) oder Tranexamsäure trägt mit überzeugender Evidenz dazu bei, die postoperativen Drainagenfördermengen zu reduzieren. Die ε-Aminocapronsäure, von der man in amerikanischen Publikationen immer wieder liest, ist in Deutschland auf normalen Wegen zurzeit nicht erhältlich.

Therapie

Gerinnungsstörungen müssen wie bereits beschrieben therapiert werden (s. oben, 1.4.5).

Bei Blutungen aus Stichkanälen der Sternumdrähte, die sich durch größere Fördermengen an dunklem Blut mit niedrigem Sauerstoffpartialdruck aus der substernalen Drainage demaskieren, hilft es bisweilen, den PEEP auf Werte um 10 mmHg zu erhöhen.

In allen anderen Fällen sollte eine Überschreitung der oben genannten Fördermengen Anlass dazu sein, die Indikation zur **Re-Thorakotomie** zu prüfen. Die Entscheidung wird umso leichter, je höher die Hämoglobinkonzentration und der Sauerstoffpartialdruck des Drainagenblutes sind, außerdem wenn die Hämoglobinkonzentration im Blut deutlich abfällt. Wenn der Patient ein katecholaminpflichtiges LCOS entwickelt bzw. die Katecholamindosierung gesteigert werden muss, ist man mit der Entscheidung eigentlich schon zu spät – das aggressive Zuwarten, bis der Patient hämodynamisch instabil wird, sollte vermieden werden. Insgesamt gilt auch hier der alte chirurgische Grundsatz, dass in Fällen, bei denen man nicht sicher ist, ob man operieren soll oder nicht, die Entscheidung für eine Operation gefallen ist. Dabei sollte man im Einzelfall nicht zögern, die Re-Thorakotomie auch auf der Intensivstation durchzuführen, wenn es die hämodynamische Situation erfordert. Einfache Nachblutungen lassen sich so zügig beherrschen, und in komplizierteren Fällen kann man den Zustand des Patienten zumindest so weit stabilisieren, dass ein Transport in den Operationssaal unter geordneten Be-

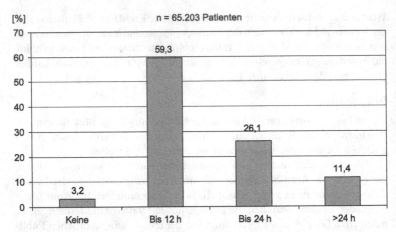

◻ Abb. 1.9 Dauer der Nachbeatmung von Patienten nach isolierter koronarer Bypass-operation, Aortenklappenersatz bzw. der Kombination von beidem nach den Ergebnissen der Bundesgeschäftsstelle für Qualitätssicherung (2008)

die schlechten Lichtverhältnisse, die für den Operateur einen Eingriff auf der Intensivstation zur Herausforderung werden lassen. Das Vorhandensein einer ausreichenden Lichtquelle, z. B. einer Stirnlampe, kann hier äußerst hilfreich sein. Für die bisweilen gegen dieses Vorgehen vorgebrachten hygienischen Bedenken finden sich in der Literatur keine Hinweise.

1.5.4 Lunge und Beatmung

Die Lungen eines Patienten sind nach einem herzchirurgischem Eingriff durch verschiedenste Mechanismen in der Funktion kompromittiert. Daraus ergibt sich die Rationale, herzchirurgische Patienten postoperativ nachzubeatmen. Da die maschinelle Beatmung über einen endotrachealen Tubus jedoch eine unphysiologische, invasive und zudem nicht komplikationsfreie Maßnahme darstellt, sollte es das Ziel sein, den Patienten frühzeitig zu entwöhnen und innerhalb der ersten 4–12 h postoperativ zu extubieren.

◻ Abbildung 1.9 zeigt, dass fast zwei Drittel der von der BQS erfassten Patienten innerhalb der ersten 12 h extubiert werden; lediglich etwa 10 % müssen länger nachbeatmet werden. Dies entspricht cum grano salis den Ergebnissen der Literatur, wonach ungefähr 5 % der herzchirurgischen Patienten eine Langzeitbeatmung über >72 h benötigen (Murthy et al. 2007).

Prinzipiell unterscheidet man 2 Formen der Beatmung: die kontrollierte

◨ **Tab. 1.12** Übliche Beatmungsformen

Kontrollierte Beatmung	Assistierte Beatmung	Kontrollierte und assistierte Beatmung
– IPPV: »intermittent positive pressure ventilation« (intermittierende Überdruckbeatmung) – CPPV: »continuous positive pressure ventilation« (kontinuierliche Überdruckbeatmung) – VCV: »volume-controlled ventilation« (volumengesteuerte mechanische Ventilation) – PCV: »pressure-controlled ventilation« (druckgesteuerte mechanische Beatmung)	– SIMV: »synchronized intermittent mandatory ventilation« (synchronisierte intermittierende mechanische Beatmung) – MMV: »mandatory minute volume« (Beatmung mit vorgegebenem Minutenvolumen) – PSV: »pressure support ventilation« (unterstützte Spontanbeatmung)/ASB: »assisted spontaneous breathing« (unterstützte Spontanatmung) – CPAP: »continuous positive airway pressure« (kontinuierlicher positiver Atemwegsdruck)	– BIPAP: »biphasic positive airway pressure« (zweiphasische positive Atemdruckunterstützung)

mung. Die kontrollierte Beatmung wird dabei entweder druck- oder volumenkontrolliert durchgeführt. Letzteres hat momentan eher historische Bedeutung; die **druckkontrollierte Beatmung** ist heute die Beatmungsform der Wahl.

Dabei verfolgt die kontrollierte Beatmung v. a. das Ziel, den Gasaustausch durch Optimierung des Ventilations-Perfusions-Quotienten zu verbessern, wohingegen die assistierte Beatmung durch ihre Unterstützung insbesondere die Atemarbeit reduzieren soll.

Einige der am häufigsten verwendeten Beatmungsformen sind in ◨ Tab. 1.12 aufgeführt, wobei die Liste keinen Anspruch auf Vollständigkeit erhebt.

Beatmungsparameter und Einstellung des Beatmungsgeräts

Eine Reihe von Beatmungsparametern sind an den Beatmungsgeräten frei oder in gewissen Grenzen einstellbar. Die wesentlichen seien im Folgenden kurz vorgestellt:

- **Sauerstoffkonzentration (inspiratorische Sauerstofffraktion, FiO_2):** Die Sauerstoffkonzentration lässt sich üblicherweise in Grenzen von 21–100 % einstellen. Dies entspricht einer FiO_2 von 0,21–1,0.
- **Atemfrequenz:** Die Atemfrequenz entspricht der Anzahl der von der Beatmungsmaschine durchgeführten Beatmungszyklen pro Minute. Üblicherweise stellt man Atemfrequenzen von 8–12/min ein.
- **Tidalvolumen:** Als »Tidalvolumen« wird das eingestellte Atemzugvolumen bezeichnet. Das Atemzugvolumen entspricht dem Volumen, das pro Atemhub abgegeben wird; es sollte bei 5–8 ml/kg Soll-KG liegen. Das Atemzugvolumen eines etwa 70 kg schweren Patienten beträgt demnach 350–560 ml.
- **Atemminutenvolumen:** Das Atemminutenvolumen entspricht dem Produkt aus der eingestellten Atemfrequenz und dem eingestellten Tidalvolumen und liegt üblicherweise bei Werten von 5–8 l/min.
- **Inspirationsflow:** Der Inspirationsflow entspricht dem Gasfluss während der Inspiration bezogen auf diejenige Zeit, in der Gas fließt. Er kann konstant, dezelerierend (abnehmend) oder akzelerierend (zunehmend) sein. Der Inspirationsflow wird üblicherweise so gering wie möglich und nur so hoch wie nötig gewählt und zumeist dezelerierend abgegeben.
- **Maximaler Inspirationsdruck:** Dieser als »p_{max}« bezeichnete Parameter rückte in den 1990er Jahren in das Zentrum des Interesses, als sich zeigte, dass man durch Auswahl eines zu hohen p_{max} mit den daraus resultierenden hohen intrapulmonalen Scherkräften nahezu regelhaft pulmonale Probleme induzierte. Dies führte dazu, dass heutzutage fast ausschließlich die druckkontrollierte Beatmung, d. h. eine Beatmungsform mit definierter Obergrenze für den Inspirationsdruck, zur Anwendung kommt.
- **Inspirations-Exspirations-Verhältnis:** Ein Atemzyklus besteht aus Inspiration und Exspiration. Normalerweise ist die Exspiration länger als die Inspiration, damit die gesamte eingeatmete Luft komplett entweichen kann, d. h. das Inspirations-Exspirations-Verhältnis beträgt etwa 1 : 2.
- **Positiver endexspiratorischer Druck (»positive endexpiratory pressure«, PEEP):** Beim spontan atmenden Gesunden liegt der PEEP bei etwa 4–5 cm H_2O. Sinn des PEEP ist es zu vermeiden, dass Alveolen kollabieren, wodurch unerwünschte Scherkräfte auf die Membranen einwirken und Ventilations-Perfusions-Fläche im Lungenparenchym verloren

◼ **Tab. 1.13** Vorschlag für die Einstellung der Beatmungsparameter beim Normalverlauf

Parameter	Zielwert/Einstellung
Sauerstoffkonzentration (inspiratorische Sauerstofffraktion, FiO_2)	<0,6
Atemfrequenz	8–12/min
Inspirations-Exspirations-Verhältnis	1:1
Positiver endexspiratorischer Druck (»positive endexpiratory pressure«, PEEP)	5–8 cmH$_2$O
Maximaler Beatmungsdruck	<30 mmHg
Tidalvolumen	5–8 ml/kg Soll-KG*

* Die Bezeichnung »Soll-KG« heißt im englischen Original »predicted body weight« und errechnet sich wie folgt:
  - 45,5 + 0,91 × (Größe in cm – 152,4) für Frauen,
  - 50 + 0,91 × (Größe in cm – 152,4) für Männer.

Die **Einstellung der Beatmungsparameter** berücksichtigt Größe, Gewicht und klinischen Zustand des Patienten. Bestimmte Grenzwerte sollten dabei nicht überschritten werden. So mehren sich Hinweise darauf, dass eine inspiratorische Sauerstoffbeimischung von >60 % (FiO_2 von >0,6) langfristig schädlich für die Lunge ist (Oxytrauma). Von einem hohen p_{max} sowie einem Tidalvolumen von 12 ml/kg Soll-KG weiß man, dass sie nicht nur die Lungen schädigen, sondern auch mit einer schlechteren Prognose vergesellschaftet sind (Malhotra 2007; Wheeler u. Bernard 2007).

So sind die in ◼ Tab. 1.13 aufgeführten Einstellungen als Vorschlag zu verstehen, da mit Ausnahme des Tidalvolumens keine harten Daten (allerdings eine Menge klinischer Erfahrung) vorliegen, die den Vorschlag ausreichend begründen würden.

Die Einstellung des Beatmungsgeräts wird mittels Blutgasanalyse und/oder Pulsoxymetrie überprüft und entsprechend angepasst.

Entwöhnung und Extubation

Üblicherweise kommt der Patient kontrolliert beatmet auf die Intensivstation und wird bis zur endgültigen Stabilisation der Kreislaufverhältnisse und der Körpertemperatur nachbeatmet. Die Entwöhnung von der Beatmung folgt

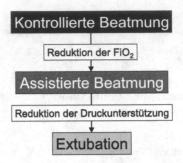

Abb. 1.10 Prinzip der Entwöhnung von der Beatmung. *FiO₂* inspiratorische Sauerstofffraktion

Die kontrollierte Beatmung kann bei einer FiO$_2$ von 0,6 mit zufriedenstellender Oxygenierung und stabilem Säure-Basen-Haushalt (pH-Wert: 7,4 ± 0,5; arterieller Kohlendioxidpartialdruck: 40–55 mmHg; HCO$_3^-$-Konzentration: 20–28 mmol/l; Basenüberschuss: –1,5 bis 1,5) auf die assistierte Beatmung umgestellt werden. Eine stufenweise Reduktion der Druckunterstützung schließt sich an, und zwar bis zu einer Druckunterstützung von 3–5 cmH$_2$O über dem PEEP.

Wenn die folgenden Werte erreicht werden, kann man über eine Extubation nachdenken:

- adäquate Oxygenierung unter Spontanatmung, d. h. paO$_2$ von >60–80 mmHg bei einer FiO$_2$ von ≤0,5 und einer peripheren SaO$_2$ von >92 % (bzw. präoperativer Wert),
- PEEP von ≤8 cm H$_2$O,
- Druckunterstützung von 3–5 cm H$_2$O über PEEP,
- Atemzugvolumen von ≥5 ml/kg Soll-KG,
- Atemminutenvolumen von <20 l/min,
- Atemfrequenz von 8–12/min,
- pH-Wert von 7,3–7,45 bei einem Kohlendioxidpartialdruck von 40–55 mmHg.

Zur Extubation muss zudem der klinische Zustand des Patienten berücksichtigt werden, d. h.:

- Patient wach, ansprechbar und kooperativ,
- Patient hustet auf Kommando,
- rhythmologische und hämodynamische Stabilität (Herzfrequenz von 50–140/min, systolischer Blutdruck von 90–180 mmHg, geringe erforderliche Katecholamindosen, Isovolämie, keine EKG-Veränderungen),

- Drainagenfördermenge von ≤100 ml/h,
- intakte Schutzreflexe.

Bisweilen wird zudem eine Urinausscheidung von >0,5 ml/kg KG/h gefordert. Hier sind wir der Auffassung, dass eine vorübergehende Niereninsuffizienz oder eine extrakorporale Nierenersatztherapie keine Kontraindikation für eine Extubation darstellt, solange die anderen aufgeführten Kriterien erfüllt sind.

In etwa 5 % der Fälle muss man den Patienten re-intubieren (Bundesgeschäftsstelle für Qualitätssicherung 2008). Daher ist es umso wichtiger zu wissen, bei welcher Befundkonstellation der Extubationsversuch nahezu regelhaft nicht funktioniert. Ein Patient, der in der Ausleitungsphase eine Atemfrequenz von >35/min zeigt und bei der Aussicht, bald extubiert zu werden, agitiert und mit einer Tachykardie und/oder einem Blutdruckanstieg reagiert oder verstärkt zu schwitzen beginnt, muss weiter beatmet werden. Dabei ist eine milde Analgosedierung für alle Beteiligten von Vorteil.

Respiratorische Insuffizienz

Das wesentliche pulmonale Problem in der Intensivmedizin ist das **akute Lungenversagen.** Es entspricht der täglichen Erfahrung, dass bestimmte Befundkonstellationen und Begleitumstände ein höheres Risiko für diese Komplikation beinhalten als andere. Die folgenden Risikofaktoren für pulmonale Komplikationen nach herzchirurgischen Operationen zählen dazu:

- präoperativ:
  - Notfalleingriff,
  - kardiale Re-Operation,
  - Alter von >75 Jahren,
  - hoher Harnstoffspiegel,
  - niedriger Hämatokrit,
  - Body Mass Index von >30 kg/m^2,
  - pulmonaler Hypertonus,
  - linksventrikuläre Ejektionsfraktion von <35 %,
  - kardiogener Schock,
  - chronisch-obstruktive Lungenerkrankung;
- intraoperativ:
  - Dauer der extrakorporalen Zirkulation von >120 min,
  - >10 Bluttransfusionen,
  - Kreislaufstillstand;
- postoperativ:
  - Serumalbuminwert von <4 g/dl,
  - katecholaminpflichtige akute Herzinsuffizienz.

Es entspricht andererseits ebenfalls der Erfahrung, dass gerade Patienten, auf die eine Vielzahl dieser Kriterien zutrifft, einen erstaunlich blanden postoperativen Verlauf zeigen, wohingegen andere, insbesondere jene, bei denen die Operation nicht wie initial geplant verlaufen ist, zu Langzeitbeatmeten werden.

Weiterhin ist es wichtig, vor der Diagnosestellung einer akuten respiratorischen Insuffizienz zunächst die häufig leicht zu korrigierenden anderen Gründe für eine Hypoxämie auszuschließen:

- Tubus verlegt,
- Leckage im Beatmungssystem,
- falsches Beatmungsmuster,
- Bronchusverlegung,
- Hämato-/Pneumothorax,
- Zwerchfellhochstand,
- Pleuraerguss,
- Atelektasen,
- Rechts-links Shunt,
- Lungenödem kardialer Genese.

Symptome, Befunde, Pathophysiologie, Ursachen und Diagnostik

Die **Dyspnoe**, zumeist verbunden mit einer **Tachypnoe**, sowie die Zyanose sind die führenden klinischen Symptome einer respiratorischen Insuffizienz.

Der Beginn ist akut. Auf dem Röntgenbild des Thorax sind diffuse, bilaterale interstitielle Infiltrate im Sinne eines Lungenödems zu erkennen, die nicht kardial bedingt sein sollten, was bei herzchirurgischen Patienten mitunter schwierig zu unterscheiden ist. Daher ist das häufig in der Literatur auftauchende Kriterium eines PCWP von <18 mmHg zur Unterscheidung eines kardial bedingten von einem pulmonal bedingten Lungenödem insgesamt umstritten und führt in der herzchirurgischen Intensivmedizin nicht weiter. Dies liegt v. a. daran, dass das akute Lungenversagen in der herzchirurgischen Intensivmedizin selten isoliert, sondern zumeist in Kombination mit anderen Organkomplikationen, insbesondere kardialen Problemen, auftritt.

Die Pulsoxymetrie zeigt eine Sättigung von <90 % und die Blutgasanalyse eine Hypoxämie. Liegt dabei das paO_2/FiO_2-Verhältnis (sog. **Horovitz-Quotient**) unter 300, spricht man definitionsgemäß von einem akuten Lungenschaden (»acute lung injury«, ALI), sowie bei einem Horovitz-Quotienten von <200 (z. B. $paO_2 < 100$ mm Hg bei FiO_2 0,5) und im Röntgenthorax sichtbaren Lungenveränderungen von einem akuten respiratorischen Disstresssyndrom (ARDS).

Zusammenfassend zeigen die Kriterien, dass zur Diagnose eines ALI oder ARDS nicht nur die Hypoxämie, sondern auch fassbare pulmonale Verände-

Die Ursachen für eine respiratorische Insuffizienz nach herzchirurgischen Eingriffen sind:
- Pneumonie,
- Aspiration,
- TRALI,
- Reperfusionsschaden, z. B. nach langer extrakorporaler Zirkulation,
- Lungenblutung,
- Exazerbation einer pulmonalen Grunderkrankung,
- sekundäre Mitbeteiligung bei Mehrorganversagen.

Die Liste erhebt keinen Anspruch auf Vollständigkeit, sondern soll nur die in der herzchirurgischen Intensivmedizin häufigeren Ursachen darstellen.

Aus den Ursachen ergibt sich die Diagnostik:
- Bronchoskopie, möglichst mit Entnahme einer Probe zur mikrobiologischen Diagnostik (in vielen Fällen zugleich eine therapeutische Maßnahme),
- kritische Würdigung der pulmonalen und perioperativen Anamnese,
- Röntgenuntersuchung des Thorax,
- bei unklarem Befund Computertomographie des Thorax.

Die Pathophysiologie des akuten Lungenversagens war und ist Gegenstand zahlreicher Publikationen; der momentane Kenntnisstand kann hier aus Platzgründen nur komprimiert dargestellt werden.

Zu Beginn des akuten respiratorischen Lungenversagens führt die Noxe zu einer Hyperpermeabilität des Kapillarendothels mit Ausbildung eines interstitiellen Lungenödems. Das Resultat ist eine Verlängerung der Diffusionsstrecke, aber auch ein Alveolenverschluss und/oder -kollaps, der durch den gleichzeitigen Surfactant-Verlust weiter begünstigt wird. Der thrombotische Verschluss von Lungenkapillaren, die hypoxämische Vasokonstriktion, die Freisetzung von proinflammatorischen Mediatoren und das Missverhältnis zwischen Ventilation und Perfusion (nicht belüftete Lungenabschnitte werden gut durchblutet, belüftete Abschnitte werden schlecht oder nicht durchblutet) tragen das Ihrige zur Verschlechterung der pulmonalen Situation bei. Das Nettoresultat ist eine durch die interstitielle Infiltration und Exsudate steife Lunge, die ihre Aufgabe nur noch unvollkommen wahrnimmt. Die sich daraus ergebende Hypoxämie beeinträchtigt in der Folge die Funktion anderer Organsysteme. Damit ergeben sich für den Intensivmediziner 2 wesentliche Probleme, die keine gemeinsame Lösung haben: Zum einen muss die Sauerstoffversorgung des Organismus wiederhergestellt werden; die dazu notwendige aggressive Beatmung darf aber die Lunge nicht weiter schädigen.

Therapie

Die Therapie des akuten Lungenversagens hat eine kausale und eine symptomatische Komponente. Kausal muss die zugrunde liegende Ursache so schnell wie möglich beseitigt werden. Symptomatisch geht es darum, für die Zeitdauer bis zur endgültigen Beseitigung der auslösenden Ursache bzw. bis zum Abklingen der Wirkung der auslösenden Noxe die Sauerstoffversorgung des Organismus sicherzustellen. Letzteres erreicht man mit der invasiven Beatmung, zumeist ergänzt um einige additive Maßnahmen, die den Nachweis ihrer Wirkung noch nicht endgültig erbracht haben, sodass man sie noch nicht als »adjuvant« bezeichnen kann.

Der Stellenwert der nichtinvasiven Beatmung, wenn ein bereits extubierter Patient ein akutes Lungenversagen entwickelt, kann derzeit nicht endgültig bewertet werden. Ein zeitlich limitierter, zielorientierter Therapieversuch wird in der Literatur als gerechtfertigt beschrieben (Hill et al. 2007); der Praktiker wird eher zügig intubieren.

Beatmung Wie bereits erwähnt, lässt sich eine akut versagende Lunge nur sehr schlecht beatmen. Es stehen nur noch Teile der Alveolen für den Gasaustausch zur Verfügung, und die Lungen-Compliance ist zusätzlich durch die interstitielle Infiltration verringert. Dies führt dazu, dass ein deutlich erhöhter Beatmungsdruck notwendig wäre, um das gleiche Volumen wie zuvor in die Lunge zu befördern. Steigende Beatmungsdrücke führen jedoch zu einer Überdehnung der ohnehin in ihrer Zahl reduzierten Alveolen, die noch am Gasaustausch teilnehmen, bis hin zu deren Zerstörung. Es gilt daher als gesichert, dass man v. a. mit einem niedrigen Tidalvolumen von 4–6 ml/kg Soll KG (zu Soll KG ❏ Tab. 1.13) beatmen sollte. Für dieses Vorgehen ist ein prognoseverbessernder Effekt nachgewiesen worden (The Acute Respiratory Distress Syndrome Network 2000), man spricht daher auch von einer »lungenprotektiven« Beatmung. Eine mögliche Nebenwirkung dieser Beatmung ist ein Anstieg des Kohlendioxidpartialdrucks, der jedoch bis zu Werten von 80 mmHg hingenommen wird (»permissive Hyperkapnie«).

Weiter gehören mittlere bis hohe PEEP-Werte dazu, die bei akutem schweren Lungenschaden zwischen 12 und 15 cm H_2O und bei max. 25 cm H_2O liegen. Als Faustregel für die PEEP-Einstellung kann die Formel PEEP $\leq$ FiO_2/0,05 hilfreich sein. Exakter ist die Einstellung anhand der Druck-Volumen-Kurve, bei der der PEEP auf einen Druckwert unmittelbar oberhalb des unteren »inflection point« eingestellt werden sollte. Der untere »inflection point« entspricht demjenigen Beatmungsdruck, der notwendig ist, um die Alveolen zu eröffnen. Eine PEEP-Einstellung unmittelbar oberhalb dieses Punktes sorgt also dafür, dass die Alveolen offen bleiben (für eine detaillierte Darstellung dieses Punktes s. Hemmila u. Napolitano 2006; Malhotra

der geschädigten, instabilen Alveolen verhindert und dem Atelektrauma, dem Zyklus aus Kollaps und Wiedereröffnung von Alveolen, vorgebeugt. Die immer wieder erwähnte kreislaufdepressorische Wirkung eines hohen PEEP kommt nur dann zum tragen, wenn der Patient hypovolämisch ist. Allerdings besteht bei einer Beatmung mit hohem PEEP eine erhöhte Pneumothoraxgefährdung. Schließlich sei darauf hingewiesen, dass für die Beatmung mit hohem PEEP der Nachweis einer Prognoseverbesserung bislang nicht erbracht werden konnte, obwohl das Konzept einleuchtet.

Die Gesamtstrategie von niedrigem Tidalvolumen, permissiver Hyperkapnie und hohem PEEP wird auch als »**open lung concept**« bezeichnet.

Zusätzlich zu einer Beatmung mit hohem PEEP wird bisweilen die Durchführung von Rekrutierungsmanövern empfohlen, d. h. das kurzfristige manuelle Aufblähen der Lunge mit höheren Drücken von etwa 40 cm H_2O, damit bislang verschlossene Alveolen wiedereröffnet werden. In der Folge muss der p_{max} langsam wieder gesenkt werden, damit eröffnete Alevolen nicht wieder kollabieren.

Eine Beatmung mit einem niedrigen Tidalvolumen und höherem PEEP reicht häufig nicht aus, um die pulmonale Situation zu bessern. Zumeist sind eine Modifikation des Inspirations-Exspirations-Verhältnisses mit deutlicher Verlängerung der Inspirationsphase (Inspirations-Exspirations-Verhaltnis von 2 : 1 bis 4 : 1) – neudeutsch auch als »inversed ratio ventilation« bezeichnet – sowie eine Steigerung der Sauerstoffbeimischung (FiO_2) bis zu Maximalwerten einer FiO_2 von 1,0 notwendig.

Der Stellenwert der bei akutem Lungenversagen propagierten Hochfrequenzoszillationsbeatmung ist noch nicht endgültig geklärt. Dabei handelt es sich um eine Beatmungsform, die durch schnelle Oszillationen mit einer Frequenz von 300–600/min zu sehr niedrigen Atemzugvolumina (1–4 ml/kg Soll-KG) führt. Im Gegensatz zu den bekannten Formen der Hochfrequenzventilationen, z. B. der Jetventilation, wird bei der Hochfrequenzoszillationsbeatmung die Exspiration aktiv durch die Schwingung einer Membran erzeugt, sodass eine alveoläre Überblähung verhindert wird. Die aus diesem Beatmungsmuster resultierenden theoretischen Vorteile wurden durch erste klinische Ergebnisse bestätigt (Hemmila u. Napolitano 2006).

Da der Prozess der Entwöhnung von der invasiven Beatmung eigentlich schon bei der Intubation beginnen sollte, wird man möglichst schnell, d. h. wenn man das pulmomale Problem im Griff hat, assistiert beatmen, wobei neben der BIPAP-Beatmung (◘ Tab. 1.12) die »Airway-pressure-release«-Ventilation infrage kommt. Dabei wird das obere Druckniveau sehr lange beibehalten und der Druck nur kurz (0,5–1,5 s) auf das untere Niveau abgesenkt. Sowohl mittels BIPAP als auch mit der »Airway-pressure-release«-Ventilation kann das Prinzip des hohen PEEP und der kleinen Atemzugvolumina ver-

sätzlich atmen. Ein weiterer Vorteil besteht darin, dass die Sedierung nicht so tief sein muss.

Zusätzliche Maßnahmen Hier ist zunächst die **Oberkörperhochlagerung** (30–45°) zu nennen. Sie vermeidet die Mikroaspiration und erleichtert dem Patienten die Atmung dadurch, dass die Abdominalorgane das Zwerchfell weniger stark nach kranial verdrängen.

Eine Maximalvariante der Lagerungstherapie stellt die **Bauchlagerung** dar. Diese führt bei einem hohen Prozentsatz der Patienten mit akutem Lungenversagen zu einer Verbesserung der Oxygenierung. Grundlage der verbesserten pulmonalen Sauerstoffaufnahme ist eine homogenere Belüftung der Lunge, die zu einer Abnahme des Ventilations-Perfusions-Ungleichgewichts führt. Die homogenere Belüftung der Lunge ist in erster Linie das Ergebnis einer Abnahme des Pleuradruckgradienten und einer Abnahme der Thoraxwand-Compliance.

Allerdings sind Vorhersagen über den Erfolg der Bauchlagerung nicht ohne weiteres möglich, und die Maßnahme ist mit einem hohen personellen und logistischen Aufwand verbunden. Über die Dauer und die Häufigkeit ist wenig bekannt; es erscheint sinnvoll, die Lagerungswechsel an den Schichtrhythmus anzupassen, da zu den Wechselzeiten mehr Personal zur Verfügung steht. Neben der klassischen 180°-Bauchlagerung kommt auch die 135°-Lagerung zum Einsatz, deren Effekte auf die Oxygenierung jedoch etwas geringer ausgeprägt zu sein scheinen. Der Einsatz der kinetischen Therapie (z. B. **Rotationsbett**) führt ebenfalls zu einer Verbesserung der Oxygenierung, gegenüber der Bauchlagerung jedoch verzögert.

Grundlage aller genannten Maßnahmen ist ein relativ kreislaufstabiler Patient. Dies ist insbesondere nach herzchirurgischen Eingriffen nicht immer der Fall und wird durch die Vorgaben, einen Patienten mit ALI/ARDS vom Flüssigkeitshaushalt her eher restriktiv zu bilanzieren, aber eine Hypovolämie zu vermeiden, weiter erschwert.

Das bereits angesprochene **restriktive Flüssigkeitsregime,** das zu einer Reduktion des extrakorporalen Lungenwassers führt und vermeidet, dass man zusätzlich zum pulmonal bedingten Lungenödem auch noch ein kardiales Ödem in der Lunge erzeugt, zählt ebenfalls zu den bewährten Maßnahmen bei akutem Lungenversagen.

Weiter sollte erwähnt werden, dass die tägliche, kurzfristige **Reduktion der Analgosedierung** während einer längeren invasiven Beatmung (sog. neurologisches Fenster) die Anzahl der Beatmungstage und die Liegedauer auf der Intensivstation reduziert.

Auch die frühzeitige **enterale Ernährung** ab einer Beatmungsdauer von >36 h hat sich als vorteilhaft erwiesen, wohingegen die endobronchale Surfac-

Dies gilt auch für die inhalative Therapie mit Vasodilatanzien wie Stickstoffmonoxid, Prostazyklin oder dem Prostazyklinanalogon Iloprost. Rationale dieser Therapie ist es, durch die pulmonale Vasodilatation das Ventilations-Perfusions-Missverhältnis zu verbessern, ohne die systemischen Nebenwirkungen in Kauf nehmen zu müssen.

Die **partielle Flüssigkeitsatmung** (»partial liquid ventilation«) konnte im Experiment den pulmonalen Gasaustausch über eine Rekrutierung von verschlossenen Gasräumen sowie eine Umverteilung von Ventilation und Perfusion verbessern. Klinisch stellte man jedoch einen Trend zu höheren Sterblichkeitsraten fest, sodass auch dieser Therapieansatz derzeit nicht weiter verfolgt wird.

β$_2$-adrenerge Agonisten (z. B. Salbutamol) können die pulmonale Neutrophilensequestration und -aktivierung reduzieren, zur Rückbildung des Lungenödems beitragen, die Surfactant-Sekretion steigern sowie Entzündungs- und Gerinnungsvorgänge vorteilhaft modulieren. Ihr endgültiger Stellenwert ist allerdings erst nach Abschluss einer laufenden Phase-III-Studie zu beurteilen.

Ketoconazol (Inhibitor der Thrombinsynthese), N-Acetylcystein (Antioxidans) und Lisofyllin (Phosphodiesteraseinhibitor) erscheinen aktuell ohne nachweisbaren therapeutischen Nutzen.

Die Gabe von **Methylprednisolon** im fortgeschrittenen Stadium des ARDS beeinflusst signifikant und vorteilhaft arteriellen Blutdruck, pulmonalen Gasaustausch und Dauer der maschinellen Ventilation, jedoch nicht die 60- oder 180-Tage-Sterblichkeitsrate

Bei Vorliegen der Kombination aus Sepsis und ALI/ARDS ist der Einsatz von **aktiviertem Protein C** zu erwägen.

Lässt sich eine ausreichende Oxygenierung nicht oder nur mit Beatmungsdrücken und Tidalvolumina erreichen, die die Lunge weiter schädigen würden, kann die **extrakorporale Lungenersatztherapie** (entweder pumpengetrieben als »extracorporeal membrane oxygenation« – ECMO – oder als pumpenfreie extrakorporale arteriovenöse Lungenunterstützung, iLA) eine vorübergehende Therapiemaßnahme darstellen. Beide Verfahren sorgen über eine Gasaustauschmembran, an der das Blut des Patienten im Gegenstromprinzip im veno- oder arteriovenösen Bypass am Beatmungsgas vorbeifließt, für einen Abtransport von CO_2 und eine Oxygenierung. Dabei ist die Oxygenierung mit der ECMO besser, wohingegen die iLA eher bei ausgeprägter Hyperkapnie, aber konventionell noch beherrschbarer Hyoxämie zum Einsatz kommt. Dabei ist die ECMO von der Kreislauffunktion unabhängig, wohingegen die iLA nur bei stabilen Kreislaufverhältnissen zur Anwendung kommen kann. Insbesondere die ECMO ist ein ressourcenintensives Verfahren (Bein et al. 2007).

◘ Abbildung 1.11, ◘ Abb. 1.12 und ◘ Abb. 1.13 fassen das therapeutische

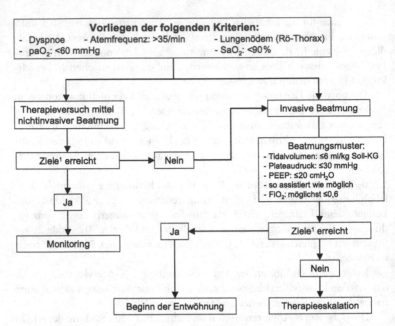

1 Ziele: paO₂: >60 mmHg; SaO₂: >92%; pH-Wert: >7,2

◘ Abb. 1.11 Vorschlag für das initiale therapeutische Vorgehen bei akuter respiratorischer Insuffizienz/akutem Lungenversagen. *FiO₂* inspiratorische Sauerstofffraktion; *paO₂* arterieller Sauerstoffpartialdruck; *PEEP* positiver endexspiratorischer Druck; *Rö-Thorax* Röntgenuntersuchung des Thorax; *SaO₂* arterielle Sauerstoffsättigung

mit den in ◘ Abb. 1.12 dargestellten Maßnahmen und den in ◘ Abb. 1.13 genannten additiven Verfahren auskommen.

Tracheotomie Die Tracheotomie ist ebenfalls eine zusätzliche Maßnahme, verdient aber besonderer Erwähnung, und zwar deshalb, weil es sich um eine inzwischen relativ einfach durchzuführende Maßnahme handelt, die mancherorts jedoch noch zurückhaltend und verzögert zum Einsatz kommt. Eine ausführliche Literaturübersicht, verbunden mit einer Leitlinie, ist unlängst publiziert worden (De Leyn et al. 2007).

Kurz gefasst bietet die Beatmung über ein Tracheostoma verschiedene Vorteile: sicherer Zugang zu den Atemwegen, Erleichterung der Mundpflege, höherer Patientenkomfort, keine laryngeale Traumatisierung. Die Entwöhnung vom Beatmungsgerät ist bei tracheotomierten Patienten schneller und

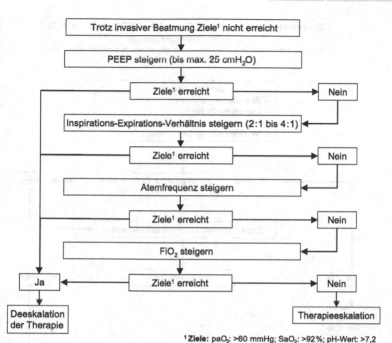

¹**Ziele:** paO$_2$: >60 mmHg; SaO$_2$: >92%; pH-Wert: >7,2

▫ **Abb. 1.12** Vorschlag für eine Therapieeskalation bei akutem respiratorischen Disstresssyndrom. *FiO$_2$* inspiratorische Sauerstofffraktion; *paO$_2$* arterieller Sauerstoffpartialdruck; *PEEP* positiver endexspiratorischer Druck; *SaO$_2$* arterielle Sauerstoffsättigung

der Verbesserung der mechanischen Eigenschaften erklärt, wobei nicht nur die Totraumreduktion, sondern auch eine Verminderung der restriktiven Atemarbeit am Tubus bzw. an der Trachealkanüle ausschlaggebend ist.

Der optimale Zeitpunkt für die Tracheotomie ist unbekannt. Durch die nachgewiesenen positiven Effekte ist es aber sinnvoll, die Tracheotomie möglichst früh bei jenen Patienten durchzuführen, bei denen abzusehen ist, dass sie über einen längeren Zeitraum beatmet werden müssen Die Tracheotomie kann sowohl offen chirurgisch als auch perkutan auf der Intensivstation am Patientenbett durchgeführt werden, wobei man inzwischen der perkutanen Dilatationstracheotomie unter bronchoskopischer Kontrolle den Vorzug gibt.

Entwöhnung von der Beatmung und Extubation Die Entwöhnung von der Beatmung beginnt eigentlich schon mit der präoperativen Atemgymnastik des Patienten, spätestens aber mit der (Re-)Intubation, und entspricht dem bereits

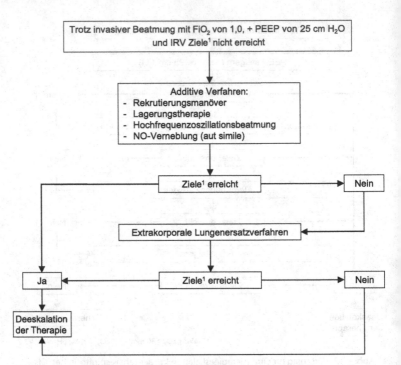

□ Abb. 1.13 Vorschlag für eine Therapieeskalation bei therapierefraktärem akuten respiratorischen Disstresssyndrom. *FiO₂* inspiratorische Sauerstofffraktion; *IRV* »inversed ratio ventilation« (das Inspirations-Exspirations-Verhältnis wird zugunsten der Inspirationsdauer verändert); *NO* Stickstoffmonoxid; *paO₂* arterieller Sauerstoffpartialdruck; *PEEP* positiver endexspiratorischer Druck; *SaO₂* arterielle Sauerstoffsättigung

Bei Patienten, die länger als 48 h beatmet werden müssen, kann sich der Entwöhnungsprozess allerdings schwierig gestalten. Der Erfolg der Entwöhnung ist in dieser Situation v. a. von einer ausreichenden Kooperation des Patienten, einer suffizienten Funktion der Atemmuskulatur und einem hinreichenden Atemantrieb abhängig – Faktoren, die darüber entscheiden, ob die für eine Extubation notwendige Atemarbeit geleistet werden kann. Daraus ergibt sich, dass man möglichst früh assistiert beatmen und den Patienten in regelmäßigen Abständen kurz aufwachen lassen sollte, um unmittelbar nach Erreichen der Zielkriterien den Entwöhnungsprozess beginnen zu können.

Die Entwöhnung beginnt, indem die Sedierung so weit reduziert wird (Ramsay-Score von 2–3; □ Tab. 1.1), dass der Patient unter druckunterstützter

wird vom Patienten die Atemfrequenz vorgegeben, und das Atemzugvolumen ist von dem eingestellten Beatmungsdruck abhängig. Bei diesem Vorgehen sollten die Werte der Blutgasanalyse den Zielwerten entsprechen. Danach wird der Beatmungsdruck schrittweise reduziert. Der Patient muss nun zunehmend mehr Atemarbeit leisten. Dabei sollten sich über einen Zeitraum von 30–60 min keine klinischen oder laborchemischen Zeichen einer respiratorischen Erschöpfung zeigen:

— Unruhe,
— Angst,
— Schwitzen,
— Tachykardie,
— Blutdruckabfall oder -anstieg,
— Zentralisation,
— inadäquates Atemminutenvolumen,
— inadäquates Atemzugvolumen,
— Atemfrequenz von >35/min,
— periphere Sauerstoffsättigung von <92 %,
— paO_2 von <60 mmHg.

Werden diese Symptome und Befunde beobachtet, wird der Patient für weitere 24 h beatmet und am nächsten Morgen der nächste Entwöhnungsversuch gestartet. Bei Abwesenheit dieser Symptome und Befunde wird die Sedierung weiter reduziert. Ist der Patient adäquat wach (drückt auf Aufforderung die Hand, hebt den Kopf, zeigt die Zunge oder schluckt), kann man ihn extubieren. In der Literatur wird zuvor die Ermittlung des »rapid shallow breathing index« (Atemfrequenz/Tidalvolumen in Litern), der <105 betragen sollte, als erfolgsversprechende Maßnahme empfohlen.

Die Extubation erfolgt in Re-Intubationsbereitschaft; eine suffiziente Möglichkeit zum Absaugen sollte gegeben sein. Die Oberkörperhochlagerung (30–45°) erleichtert dem Patienten die Atmung und reduziert das Risiko einer Aspiration. Ist vor der Extubation noch eine Magensonde vorhanden, wird der Magen vorher abgesaugt und die Magensonde noch vor der Extubation entfernt, sofern sie nicht für weitere therapeutische Maßnahmen erforderlich ist.

◻ Abbildung 1.14 fasst das beschriebene Vorgehen zusammen.

Nebenwirkungen und Komplikationen der Beatmung Die Beatmung als invasive Maßnahme hat sowohl Nebenwirkungen als auch Komplikationen. Dies gilt insbesondere dann, wenn die Intensität der Beatmung im Rahmen der Behandlung eines akuten Lungenversagens gesteigert werden muss.

An Nebenwirkungen sind zu nennen:
— Erhöhung des intrathorakalen Drucks mit Reduktion der kardialen

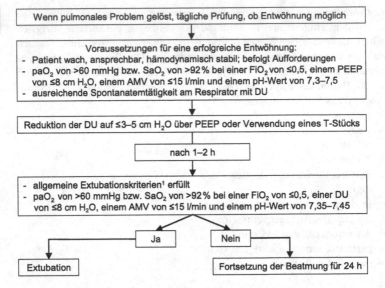

Wenn pulmonales Problem gelöst, tägliche Prüfung, ob Entwöhnung möglich

Voraussetzungen für eine erfolgreiche Entwöhnung:
- Patient wach, ansprechbar, hämodynamisch stabil; befolgt Aufforderungen
- paO_2 von >60 mmHg bzw. SaO_2 von >92 % bei einer FiO_2 von ≤0,5, einem PEEP von ≤8 cm H_2O, einem AMV von ≤15 l/min und einem pH-Wert von 7,3–7,5
- ausreichende Spontanatemtätigkeit am Respirator mit DU

Reduktion der DU auf ≤3–5 cm H_2O über PEEP oder Verwendung eines T-Stücks

nach 1–2 h

- allgemeine Extubationskriterien[1] erfüllt
- paO_2 von >60 mmHg bzw. SaO_2 von >92 % bei einer FiO_2 von ≤0,5, einer DU von ≤8 cm H_2O, einem AMV von ≤15 l/min und einem pH-Wert von 7,35–7,45

Ja   Nein

Extubation   Fortsetzung der Beatmung für 24 h

[1] **allgemeine Extubationskriterien:** SaO_2: >92 %; Atemfrequenz: <35/min; Veränderungen von Herzfrequenz und Blutdruck von <20 %; keine Agitation; Patient hustet auf Kommando

◘ **Abb. 1.14** Vorschlag für das Vorgehen bei der Entwöhnung von der Beatmung. *AMV* Atemminutenvolumen; *DU* Druckunterstützung; *FiO₂* inspiratorische Sauerstofffraktion; *paO₂* arterieller Sauerstoffpartialdruck; *PEEP* positiver endexspiratorischer Druck; *SaO₂* arterielle Sauerstoffsättigung

 Absinken des renalen Blutflusses mit Aktivierung des Renin-Angiotensin-Systems,
 Reduktion der mukozilliären Clearance der Lunge,
 Reduktion der Splanchnikusdurchblutung,
 Schädigung des Surfactant-Monolayers durch die bei der Beatmung auftretenden Scherkräfte (»shear stress trauma«) sowie die im Rahmen des pulmonalen Prozesses erfolgende Mediatorenfreisetzung.

Folgende Komplikationen sollten erwähnt werden:
 Laryngeal-/Tracheal-/Bronchialverletzung oder -ödem,
 beatmungsassoziierte Pneumonie (im angloamerikanischen Schrifttum als »ventilator-associated pneumonia« bezeichnet),
 Oxytrauma durch zu hohe FiO_2,
 Volutrauma mit Aleveolenzerstörung durch zu hohes Tidalvolumen mit daraus resultierenden zu hohen Beatmungsdrücken (s. oben, »Beatmung«),

Die Nebenwirkungen sollten durch die Auswahl eines geeigneten Beatmungsmusters nicht so ausgeprägt sein, dass sie einen Handlungsbedarf induzieren, und einen Teil der Komplikationen kann man möglicherweise ebenfalls durch eine adäquate Einstellung der Beatmung vermeiden oder zumindest in der Ausprägung limitieren. Ein klinisch extrem unerwünschtes Ereignis bei der Beatmung eines Patienten mit akutem Lungenversagen ist das Auftreten einer **beatmungsassoziierten Pneumonie,** weil sie die Lunge zusätzlich schädigt, zwischenzeitlich erreichte therapeutische Fortschritte zunichte macht und mit einer hohen Sterblichkeit vergesellschaftet ist. Der Zusammenhang zwischen beatmungsassoziierter Pneumonie und Dauer der mechanischen Beatmung ist inzwischen gesichert. Es gibt kein Patentrezept für die Verhütung dieser Komplikation, aber eine peinlich genau eingehaltene Handhygiene, ein hygienisches Absaugen durch Verwendung von geschlossenen Absaugkathetersystemen, die Hochlagerung des Oberkörpers als Aspirationsprophylaxe und die protokollgesteuerte, standardisierte Entwöhnung von der Beatmung haben ihre präventive Wirkung bewiesen.

Weiterhin macht die Beatmung zumeist eine Immobilisation des Patienten notwendig, sodass als sekundäre Komplikation der Beatmung alle Immobilisationsschäden (z. B. Dekubitus, Thrombose) einer Prävention bedürfen. Schließlich kann die Entwicklung eines Stressulkus, insbesondere bei Analgosedierung und einer Ulkusprophylaxe mit Optimierungspotenzial, als sekundäre Folge der Beatmung interpretiert werden.

1.5.5 Niere

Inzidenz, Ursachen und Diagnostik renaler Probleme

Das perioperative **akute Nierenversagen** wird je nach Typ der herzchirurgischen Operation und je nach der Literaturstelle mit einer Häufigkeit von 1,2–5,1 % beobachtet und ist mit einer hohen Sterblichkeit von 40–80 % vergesellschaftet (Markewitz u. Lante 2006; Mehta et al. 2006).

Die Frage ist allerdings, wie man ein akutes Nierenversagen definiert, was auch Experten offensichtlich nicht leicht fällt. Ein in dieser Hinsicht großer Fortschritt war die im Jahre 2004 eingeführte Stadieneinteilung nach der **RIFLE-Klassifikation** (Bellomo et al. 2004), in der Nierenprobleme nach den Aspekten »risk«, »injury«, »failure«, »loss« und »end-stage renal failure« klassifiziert werden. Diese Klassifikation hat seither in das klinische Alltagsgeschäft Einzug gefunden (Hoste et al. 2006) und konnte auch für herzchirurgische Patienten validiert werden (Kuitunen et al. 2006). Inzwischen wurden die RIFLE-Kriterien hinsichtlich der Aspekte »risk«, »injury« und »failure«

■ **Tab. 1.14** Schweregradeinteilung der akuten Niereninsuffizienz entsprechend der 2. Internationalen Konsensuskonferenz der Acute-Dialysis-Quality-Initiative-(ADQI-)Gruppe (Bellomo et al. 2004) – RIFLE-Kriterien

Schweregrad	Laborbefunde	Urinausscheidung
»Risk«	– Abfall der GFR um >25 % – Anstieg des Kreatininwertes um >150 %	<0,5 ml/kg KG/h über 6 h
»Injury«	– Abfall der GFR um >50 % – Anstieg des Kreatininwertes um ≥200 %	<0,5 ml/kg KG/h über 12 h
»Failure«	– Abfall der GFR um >75 % – Anstieg des Kreatininwertes um >300 % oder um >4 mg/dl mit akutem Anstieg um >0,5 mg/dl	<0,3 ml/kg KG/h über 24 h oder Anurie (<100 ml) über 12 h
»Loss«	Vollständiger Verlust der Nierenfunktion über >4 Wochen	
»End stage renal failure«	Terminales, dialysepflichtiges Nierenversagen über >3 Monate	

GFR glomeruläre Filtrationsrate

(Mehta et al. 2007). Eine Übersicht über beide Schweregradklassifikationen geben ■ Tab. 1.14 und ■ Tab. 1.15.

Die in ■ Tab. 1.14 genannte glomeruläre Filtrationsrate (GFR) wird häufig errechnet, wobei man sich bei Erwachsenen entweder der Cockcroft-Gault-Gleichung oder der »Modification-of-diet-in-renal-disease«-(MDRD-)Formel bedient:

- Cockcroft-Gault-Gleichung:

$$GFR\ [\text{ml/min}] = \frac{(140 - Alter) \times Gewicht}{72 \times Serumkreatininwert\ [\text{mg/dl}]} (\times\ 0{,}85\ \text{bei Frauen});$$

- MDRD-Formel: GFR [ml/min] = 186 × Kreatininwert im Serum [mg/dl]$^{-1,154}$ × Alter$^{-0,203}$ × Konstante (0,742 für Frauen und 1 für Männer).

Bei Betrachtung der RIFLE-Klassifikation fällt auf, dass im klinischen Alltag

◘ Tab. 1.15 Schweregradeinteilung der akuten Niereninsuffizienz entsprechend der Konsensuskonferenz des Acute Kidney Injury Network (AKIN) (Mehta et al. 2007)

Schweregrad	Laborbefunde	Urinausscheidung
1	Anstieg des Kreatininwertes um ≥0,3 mg/dl oder um >150–200 %	<0,5 ml/kg KG/h über 6 h
2	Anstieg des Kreatininwertes um >200–300 %	<0,5 ml/kg KG/h über 12 h
3	Anstieg des Kreatininwertes um >300 % oder um >4 mg/dl mit akutem Anstieg um >0,5 mg/dl	<0,3 ml/kg KG/h über 24 h oder Anurie (<100 ml) über 12 h
	Oder Nierenersatztherapie notwendig	

Schweregrad »risk« bzw. »1« zugeordnet werden müssen. Aber auch eine Kreatininwerterhöhung auf mehr als das Doppelte des Ausgangswertes entsprechend dem Schweregrad »injury« bzw. »2« ist keine Seltenheit. Der Schweregradeinteilung »failure« wird bei der angegebenen Befundkonstellation jeder Kliniker zustimmen. Es bleibt zu hoffen, dass bei zukünftigen Publikationen die genannten Klassifikationen verwendet werden, um eine Vergleichbarkeit der Ergebnisse zu ermöglichen.

Spätestens ab dem Stadium »failure« bzw. »3« gestaltet sich die Betreuung der Patienten aufwendig. Eine Verlegung von der Intensivstation ist nicht mehr möglich, und die Zahl an verfügbaren Intensivbetten sinkt. Daher wäre es für die Planung von Vorteil, wenn man das Risiko für eine postoperative Nierenersatztherapie präoperativ besser abschätzen könnte. Die Datenbank der Society of Thoracic Surgeons (STS) verfügte über die nötige Anzahl an Datensätzen, um einen relativ einfach anzuwendenden Vorhersagetest zu entwickeln. Die in ◘ Tab. 1.16 aufgeführten Parameter basieren auf der Analyse von knapp 450.000 Datensätzen, deren Gewichtung bei weiteren 86.000 Datensätzen validiert wurde (Mehta et al. 2006). Dabei steigt das Risiko für eine Nierenersatztherapie ab einem Gesamtpunktwert von 20 exponentiell an, wie ◘ Abb. 1.15 zeigt.

So weist der rüstige 81-Jährige, der einen Aortenklappenersatz und 2 Koronarbypasses erhalten soll, bei einem in diesem Alter nicht unüblichen Kreatininwert von 2 mg/dl eine Wahrscheinlichkeit von 6,2 % auf, postoperativ

◘ **Tab. 1.16** Parameter und Punktwerte für die Risikoabschätzung, ob perioperativ eine Nierenersatztherapie notwendig wird – STS-Risiko-Score für die Notwendigkeit einer perioperativen Nierenersatztherapie (Mehta et al. 2006)

Parameter	Parameterausprägung/Punktwerte										
	<55/0	55–59/1	60–64/2	65–69/3	70–74/4	75–79/5	80–84/6	85–89/7	90–94/8	95–99/9	≥100/10
Alter [Jahre]	<55/0	55–59/1	60–64/2	65–69/3	70–74/4	75–79/5	80–84/6	85–89/7	90–94/8	95–99/9	≥100/10
Kreatininwert [mg/dl]	0,5/5	1,0/10	1,5/15	2,0/20	2,5/25	3,0/30	3,5/35	≥4,0/40			
Art der Herzoperation	Nur koronare Bypassoperation/0		Nur Aortenklappenoperation/2		Koronare Bypassoperation und Aortenklappenoperation/5			Nur Mitralklappenoperation/4		Koronare Bypassoperation und Mitralklappenoperation/7	
Myokardinfarkt	Nein/0		Vor <3 Wochen/3								
Hautfarbe	Weiß/0		Nichtweiß/2								
Chronische Lungenerkrankung	Nein/0		Ja/3								
Re-Operation am Herzen	Nein/0		Ja/3								
NYHA-Stadium IV	Nein/0		Ja/3								
Kardiogener Schock	Nein/0		Ja/7								

NYHA New York Heart Association; *STS* Society of Thoracic Surgeons

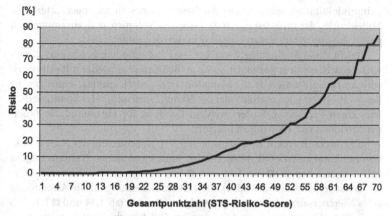

◘ Abb. 1.15 Wahrscheinlichkeit für die Notwendigkeit einer Nierenersatztherapie nach herzchirurgischen Operationen in Abhängigkeit von präoperativen Risikofaktoren (STS-Risiko-Score-Wert; ◘ Tab. 1.16) (Mehta et al. 2006)

Prävention

Es ist klar, dass die beste Therapie des akuten Nierenversagens seine Prävention ist. Abgesehen von einem adäquaten Hydratationszustand, einer ausreichenden Oxygenierung und einem angemessenen areriellen Mitteldruck ist jedoch bislang nur für die perioperative Verabreichung von Acetylsalicylsäure ein präventiver Effekt gesichert (Mangano 2002), wohingegen das mit unter diesem Aspekt großen Hoffnungen getestete N-Acetylcystein die Erwartungen nicht erfüllen konnte. Auch die Vorstellung, dass es für Dopamin eine protektive »Nierendosierung« gibt, hält sich mit einer fast unerschütterlichen Hartnäckigkeit in der klinischen Praxis, ohne dass es dafür irgendeinen Beweis geben würde (Lassnigg et al. 2000). Als weitere präventive Maßnahme verdient die Vermeidung von Medikamenten, die die Nierenfunktion negativ beeinflussen (z. B. Aminoglykoside und alle Prostaglandinsynthesehemmer), Erwähnung.

Therapie

Da es in den ersten postoperativen Stunden bei herzchirurgischen Patienten aus den unterschiedlichsten Gründen fast regelhaft zu einem Nachlassen der Urinausscheidung kommt, werden auf der herzchirurgischen Intensivstation relativ liberal **Schleifendiuretika** wie Furosemid oder Torasemid verabreicht. Hier muss zunächst auf die Tatsache hingewiesen werden, dass die Urinausscheidung nichts über die Nierenfunktion aussagt. Auch der verstopfte Urinkatheter kann eine Ursache für ein Versiegen der Urinausscheidung sein, was

Urinproduktion ist aber zumeist das Resultat eines zu niedrigen arteriellen Mitteldrucks, der zunächst durch die Gabe von Volumen, evtl. zusammen mit positiv inotropen Substanzen, angehoben werden sollte.

Reicht diese Maßnahme nicht aus, was insbesondere bei bereits vorgeschädigter Niere zu erwarten ist, so kann die Diurese entweder mit osmotisch wirksamen Substanzen (z. B. Mannitol) oder mit Diuretika, entweder als Bolus (25–100 mg Furosemid oder 25–50 mg Torasemid) oder kontinuierlich über einen Perfusor, gefördert werden. Dabei ist für Furosemid die Tagesmaximaldosis von 1200 mg zu beachten.

Kommt es trotzdem zu einer weiteren Verschlechterung der Nierenfunktion mit konsekutiver Oligo-/Anurie im Sinne eines akuten Nierenversagens entsprechend den in ◘ Tab. 1.14 und ◘ Tab. 1.15 genannten Kriterien (z. B. Urinausscheidung von <30 ml/h), sollte die Entscheidung für die Anwendung eines Nierenersatzverfahrens zügig erfolgen. Die in ◘ Tab. 1.14 und ◘ Tab. 1.15 genannten Zeitangaben von 24 h sind im Fall herzchirurgischer Patienten deutlich zu lang; spätestens in der zweiten Stunde einer nahezu sistierenden Urinausscheidung sollte die Nierenersatztherapie begonnen werden. Dabei spielt es offensichtlich nur eine untergeordnete Rolle, ob man kontinuierlich hämo(dia)filtriert oder intermittierend hämodialysiert (Garwood 2004). Diuretika sind in dieser Situation kontraproduktiv – vermutlich sogar schädlich – und sollten abgesetzt werden (Mehta et al. 2002). Ungefähr 25 % dieser Patienten bleiben auch im Langzeitverlauf dialysepflichtig.

1.5.6 Gastrointestinaltrakt

Schwerwiegende Komplikationen des Gastrointestinaltrakts wie Blutung, Ulkus, Ileus, Pankreatitis, Peritonitis, Darmischämie und Mesenterialthrombose werden nach den Ergebnissen der BQS in etwa 3 % der Fälle beobachtet (Bundesgeschäftsstelle für Qualitätssicherung 2008). Von diesen Patienten wurden 25 % laparatomiert, was darauf hindeutet, dass die Diagnose einer gastrointestinalen Komplikation mitunter erst vom Pathologen gestellt wurde.

Die Ergebnisse der vorhandenen Literatur nennen in Zusammenhang mit gastrointestinalen Komplikationen eine hohe Sterblichkeit (Markewitz u. Lante 2006). Am häufigsten wird die **gastrointestinale Blutung** beobachtet, die ebenso wie die meisten anderen gastrointestinalen Probleme einer konservativen oder endoskopischen Therapie zugänglich ist und eine vergleichsweise günstige Prognose hat.

Seltener sind ischämische Ereignisse, die allerdings mit Sterblichkeitsraten zwischen 70 % und 100 % vergesellschaftet sind und daher eine große Herausforderung für den herzchirurgischen Intensivmediziner darstellen.

grund der zumeist unspezifischen Symptomatik. Andere Organkomplikationen werden rascher bemerkt, da kardiale, pulmonale und renale Funktionen einem direkten Monitoring zugänglich sind. Dies ist bei der Darmischämie nicht der Fall, aber gerade hier kommt es auf die rasche Diagnosestellung an, da die Letalität bei früher operativer Intervention signifikant niedriger ist als bei einem späteren Operationszeitpunkt. Die Darmischämie ist zugegebenermaßen insbesondere beim analgosedierten Patienten schwer zu diagnostizieren. Da bei dieser Komplikation aber nur sehr wenig Zeit bleibt, sollte jeder Patient mit steigenden Laktatwerten und persistierender, therapieresistenter metabolischer Azidose, was zumeist von einer Leukozytose und einem paralytischen Ileus begleitet ist, umgehend einer selektiven Angiographie der Mesenterialgefäße zugeführt werden. In den Fällen, in denen eine nichtokklusive mesenteriale Ischämie vorliegt, kann in gleicher Sitzung eine lokale Vasodilatanzientherapie, z. B. mit Papaverin, durchgeführt werden, was die Situation zumeist rasch bessert. Sollte die Möglichkeit einer selektiven Angiographie nicht bestehen, ist die umgehende Laparatomie indiziert. Selbst bei rascher Intervention ist mit einer Sterblichkeit von 50 % zu rechnen, und jenseits der 12-Stunden-Grenze ist ein Überleben eher unwahrscheinlich.

1.5.7 Zentrales und peripheres Nervensystem

Inzidenz neurologischer Komplikationen

Je nach Definition sind neurologische Komplikationen selten bis extrem häufig. Es kann jedoch als sicher gelten, dass sie sowohl die operative Letalität als auch die postoperative Lebensqualität dauerhaft zu beeinflussen vermögen (Welsby et al. 2002). Aufgrund der unterschiedlichen Prognose und der unterschiedlichen klinischen Implikationen empfiehlt sich eine Einteilung in folgende Formen:

- ischämischer Schlaganfall,
- (hirn-)organisches Psychosyndrom (HOPS),
- »critical illness polyneuropathy« (CIP),
- sonstige Komplikationen wie neurokognitive Defizite, neuropsychologische Komplikationen und periphere Nervenläsionen.

Ischämischer Schlaganfall

Der ischämische Schlaganfall tritt je nach Typ der vorausgegangenen Herzoperation mit einer Häufigkeit von 2–10 % auf, wobei koronare Bypassoperationen mit einer Schlaganfallhäufigkeit von 1,4–3,8 % das untere und Mehrfachklappenoperationen mit einer Inzidenz von fast 10 % das obere Ende dieser Verteilung bilden (Selim 2007). Die früher übliche Unterteilung nach

longiertes ischämisches neurologisches Defizit (PRIND) und kompletter Schlaganfall (»complete stroke«, CS) gilt inzwischen als überholt (Deutsche Gesellschaft für Neurologie 2008).

Die Patienten werden in der Regel durch eine arm- oder beinbetonte Hemiparese und je nach betroffener Hirnhemisphäre zusätzlich durch eine Aphasie auffällig.

Die Diagnose erfolgt mittels kranialer Computertomographie, die bereits 2 h nach dem akuten Ereignis erste Infarktzeichen zur Darstellung bringt. Die Ursachen des ischämischen Schlaganfalls bleiben in der Regel unklar. Infrage kommen z. B. atherosklerotischer Debris aus der Aorta oder von der Aortenklappe, Thromben aus dem linken Vorhof oder dem linken Ventrikel oder der Verschluss einer hochgradig stenosierten Hirnarterie. Obwohl die Ursachenforschung zumeist unergiebig ist, sollten dennoch neben der kranialen Computertomographie durch die Echokardiographie mögliche Emboliequellen im linken Herz ausgeschlossen werden.

Die kausale Therapie des thromboembolisch bedingten ischämischen Schlaganfalls mittels i. v. Lyse mit rt-PA (»recombinant tissue type plasminogen activator«, rekombinanter Gewebeplasminogenaktivator) verbietet sich beim frisch am Herzen Operierten. Die intraarterielle supraselektive Lyse stellt eine Alternative dar, die nach den gültigen Leitlinien (Deutsche Gesellschaft für Neurologie 2008) im Sinne eines individuellen Heilversuchs durchgeführt werden kann. Das Zeitfenster von max. 6 h nach dem akuten Ereignis stellt dabei ein Problem dar, da sich der perioperative Schlaganfall nach herzchirurgischen Eingriffen zumeist in einer Phase ereignet, in der die meisten Patienten noch analgosediert sind, sodass eine zeitnahe Diagnosestellung nicht gelingt.

Daher beschränkt sich die Therapie des Schlaganfalls fast immer auf **symptomatische Maßnahmen:**

— Der Blutdruck sollte im leicht hypertensiven Bereich (160–180 mm Hg systolisch) gehalten werden, da die zerebrale Autoregulation in Infarktarealen aufgehoben sein kann.
— Auf eine adäquate Oxygenierung ist zu achten.
— Der Blutzuckerspiegel sollte (nicht nur wegen des Schlaganfalls) nicht auf >150 mg/dl ansteigen.
— Die Körpertemperatur sollte nicht mehr als 37,5°C betragen.

Eine PTT-wirksame Verabreichung von Heparinen jedweder Art wird nicht empfohlen. Demgegenüber ist die Gabe von 50–300 mg Acetylsalicylsäure als Sekundärprophylaxe etabliert.

Die wesentliche zerebrale Komplikation des Schlaganfalls ist die Entwicklung eines **Hirnödems** bis hin zur Einklemmung als Maximalvariante einer intrakraniellen Druckerhöhung. Daher ist auf Hirndruckzeichen wie Stau-

men bei erhöhtem Hirndruck sollte die auch aus anderen Gründen vorteilhafte 30°-Oberkörperhochlagerung erfolgen. Weiterhin kann eine Osmotherapie mit Mannitol oder Hyper-HAES durchgeführt werden, und auch die Verabreichung von kurz wirksamen Barbituraten (z. B. Thiopental) kann den Hirndruck akut senken. Die Wirksamkeit einer Hyperventilation ist umstritten. Eine Kortisongabe wird nicht mehr empfohlen. Als chirurgische Therapieoption steht die dekompressive Kraniektomie zur Verfügung, wobei der Nutzen dieser Maßnahme insbesondere hinsichtlich des Ausmaßes der verbleibenden Behinderung trotz Dekompression eher limitiert zu sein scheint (Ausnahme: der seltene Kleinhirninfarkt).

Weitere Komplikationen des Schlaganfalls sind epileptische Anfälle und alle Sekundärfolgen, die man bei Patienten beobachtet, die immobilisiert und/oder bewusstseinsgestört sind, wie z. B. Aspirationspneumonien, venöse Thrombosen oder Dekubitalulzera. Diese Komplikationen gilt es durch entsprechende Präventivmaßnahmen (Anlage einer Magensonde, Lagerung, Krankengymnastik, Ergotherapie, Mobilisation) zu verhindern.

Für die weitere Prognose von Bedeutung ist die möglichst früh einsetzende Rehabilitationsbehandlung der motorischen Störungen, die bis zu einem Jahr nach dem akuten Ereignis nicht selten zu erstaunlichen Erfolgen führt.

Insgesamt ist die Prognose der Patienten, die das akute Ereignis überleben, jedoch sowohl quoad vitam mit einer 5-Jahres-Überlebensrate von 47 % als auch hinsichtlich der Lebensqualität limitiert: Bei nahezu der Hälfte der überlebenden Patienten verbleiben dauerhafte Defizite, die ein Leben ohne fremde Hilfe unmöglich machen (Salazar et al. 2001).

Organisches Psychosyndrom

Dieses auch als »Durchgangssyndrom«, als »hirnorganisches Psychosyndrom« (HOPS) oder im angloamerikanischen Sprachraum als »Delirium« bezeichnete Krankheitsbild tritt relativ häufig auf und stellt Ärzte und Pflegepersonal mitunter vor schwer lösbare Herausforderungen, wenn der Patient aufgrund optischer oder akustischer Halluzinationen oder wegen Verwirrtheit und Orientierungsstörungen zu Aggressivität neigt (Score-Wert von ≥2 auf der Richmond Agitation and Sedation Scale; ◘ Tab. 1.17). Die dabei entwickelten Körperkräfte sind beachtlich und sollten nicht unterschätzt werden.

Will man das Ausmaß des organischen Psychosyndroms detaillierter quantifizieren, so wird die Verwendung der Richmond Agitation and Sedation Scale in Verbindung mit der Confusion Assessment Method für die Intensivstation empfohlen (Ely et al. 2004).

In seiner milden Form bedarf das organische Psychosyndrom keiner Therapie. Insbesondere bei älteren Patienten, ausgeprägtem Flüssigkeitsverlust (Schwitzen, Fieber, Durchfall) oder hohen Außentemperaturen ist zur Präven-

◻ Tab. 1.17 Richmond Agitation and Sedation Scale

Score	Bezeichnung	Beschreibung
4	Sehr streitlustig	Gewalttätig, unmittelbare Gefahr für das Personal
3	Sehr agitiert	Aggressiv, zieht Drainagen und Katheter heraus
2	Agitiert	Häufige ungezielte Bewegungen, kämpft gegen das Beatmungsgerät
1	Unruhig	Ängstlich, aber Bewegungen nicht aggressiv oder heftig
0	Wach und ruhig	–
−1	Schläfrig	Nicht ganz aufmerksam, aber auf Ansprache erweckbar (Augenöffnen und Augenkontakt für >10 s)
−2	Leichte Sedierung	Kurzes Erwachen (Augenkontakt auf Ansprache für <10 s)
−3	Mäßige Sedierung	Bewegungen bei Ansprache, kein Blickkontakt
−4	Tiefe Sedierung	Keine Reaktion auf Ansprache, aber Bewegungen auf physikalische Reize
−5	Nicht erweckbar	Keine Reaktion auf Ansprache oder physikalische Reize

5–10 mg Haloperidol oder Clonidin i. v. über einen Perfusor verabreicht werden. Nur in extremen Einzelfällen bei hochgradiger Gefährdung des Patienten und des Personals stellt eine Sedierung, z. B. mit Propofol (Disoprivan) über einen Perfusor, die Ultima Ratio dar.

Die mechanische Fixierung des Patienten sollte nur in Ausnahmesituationen zur Anwendung kommen, da sie juristisch nicht unbedenklich ist und zum anderen das Krankheitsbild aggravieren kann. In jedem Fall einer mechanischen Fixierung empfiehlt sich eine für jeden, insbesondere für einen späteren Gutachter nachvollziehbare Dokumentation über die Gründe, die zur Fixation zwangen.

Eine nicht seltene unerwünschte Nebenwirkung des organischen Psychosyndroms ist das instabile Sternum, das zu einem Revisionseingriff zwingt, in dessen Folge der Patient nicht selten erneut ein HOPS entwickelt. Außerhalb

tätssteigernder Faktor bei beatmeten Intensivpatienten beschrieben worden (Ely et al. 2004).

»Critical illness polyneuropathy«

Die Ursache dieser insgesamt sehr seltenen, aber sicher häufig nicht erkannten Komplikation konnte noch nicht eindeutig geklärt werden. Eine wirkungsvolle Prophylaxe und eine Therapie sind demzufolge unbekannt. Es handelt sich um eine vorwiegend motorische axonale Polyneuropathie, die bei intensivmedizinisch behandelten Patienten gehäuft beobachtet wird, insbesondere nach Sepsis und Polytrauma. Ein Zusammenhang mit dem systemischen inflammatorischen Reaktionssyndrom (SIRS), dem Mehrorganversagen und verschiedenen Medikamenten wird für hochwahrscheinlich gehalten. Das wesentliche Problem besteht üblicherweise darin, die Patienten von der Beatmung zu entwöhnen, da die Atemmuskulatur regelhaft von der Nervenschädigung mitbetroffen ist. Dies ist auch die einzige praktische Relevanz für den herzchirurgischen Intensivmediziner. Bei permanent fehlschlagenden Extubationsversuchen sollte die »critical illness polyneuropathy« als mögliche Ursache in die Überlegungen einbezogen werden. Die Sterblichkeit liegt immerhin bei etwa einem Drittel. In den übrigen Fällen ist die Prognose günstig: Ungefähr 50 % der Patienten erholen sich über einen Zeitraum von 6 Wochen bis zu einem Jahr komplett, und 20 % behalten Residuen zurück (Kane u. Dasta 2002).

Sonstige Komplikationen wie neurokognitive Defizite, neuropsychologische Komplikationen und periphere Nervenläsionen

Das Auftreten der genannten Krankheitsbilder ist kein spezifisches Problem herzchirurgischer Intensivpatienten, sie werden nur der Vollständigkeit halber erwähnt. Es versteht sich von selbst, dass periphere Nervenläsionen als Folge einer nicht optimalen Lagerung während einer lang andauernden Phase der Analgosedierung durch adäquate Präventionsmaßnahmen vermieden werden sollten. In jedem dieser Fälle erscheinen jedoch eine fachkundige Begutachtung und eine entsprechende Dokumentation angezeigt.

1.5.8 Säure-Basen-Haushalt und Elektrolyte

Die einzelnen Formen der Störungen des Säure-Basen-Haushalts sowie die entsprechenden Laborbefunde sind in ◨ Tab. 1.18 zusammengefasst, die wesentlichen Ursachen und ihre Therapie in ◨ Tab. 1.19.

Klinisch relevant ist v. a. die **metabolische Azidose**, die bei herzchirurgi-

◻ **Tab. 1.18** Laborwerte bei Störungen des Säure-Basen-Haushalts

Störungen	pH-Wert	Kohlendioxid-partialdruck [mmHg]	Bikarbonat-konzentration [mmol/l]	Basen-exzess [mmol/l]
Normalwerte	7,36–7,44	35–45	22–26	–2 bis +2
Respiratorische Azidose	<7,36	>45	Normal	Normal
Respiratorische Alkalose	>7,44	<35	Normal	Normal
Metabolische Azidose	<7,36	Normal	<22	Negativ
Metabolische Alkalose	>7,44	Normal	>26	Positiv

◻ **Tab. 1.19** Häufige Ursachen von Störungen des Säure-Basen-Haushalts und deren Therapie

Störungen	Ursache	Therapie
Respiratorische Azidose	Hypoventilation	Optimierung der Beatmung
Respiratorische Alkalose	Hyperventilation	Optimierung der Beatmung
Metabolische Azidose	Anaerober Stoffwechsel	Gabe von $NaHCO_3$ bzw. Tris-Puffer
Metabolische Alkalose	Überkorrigierte Azidose	Gabe von Arginin-HCl

von sauren Stoffwechselprodukten im Rahmen der Umstellung vom aeroben auf den aneroben Stoffwechsel bedingt ist. Die metabolische Azidose ist daher Ausdruck einer Sauerstoffunterversorgung des Gewebes, die entweder global als Folge eines »low cardiac output syndrome« oder lokal, z. B. im Rahmen einer Mesenterialischämie, auftritt. Daraus ergibt sich, dass es nicht ausreicht, eine metabolische Azidose zu therapieren, sondern zudem die auslösende Ursache beseitigt werden muss. Klinische Folgen der Azidose sind eine Ein-

laufwirksamen Medikamenten, was wiederum die metabolische Azidose verstärken kann. Die metabolische Azidose wird durch die Gabe von $NaHCO_3$ nach folgender Formel korrigiert:

$$\text{negativer Basenexzess} \times 0,3 \times \text{Körpergewicht [kg]} = \text{mval } NaHCO_3 \text{ (8,4 \%)}$$

Benötigt der Patient größere Mengen an $NaHCO_3$, kommt es zur iatrogenen Hypernatriämie, wenn nicht rechtzeitig, d. h. ab einem Natriumwert von 145 mmol/l, auf eine Pufferung mit Trometamol gewechselt wird, z. B. durch Gabe von Tris-Puffer (Tris 36,34 % Braun) nach folgender Formel:

$$\text{negativer Basenexzess} \times 0,1 \times \text{Körpergewicht [kg]} = \text{ml Trispuffer}$$

Eine **metabolische Alkalose** ist häufig das Resultat einer Azidoseüberkorrektur, entweder iatrogen nach Gabe von Puffersubstanzen oder patientenbedingt durch metabolische Überkompensation einer respiratorischen Azidose. Die metabolische Alkalose kann ihrerseits die Kontraktilität mindern und zu Rhythmusstörungen führen und verschlechtert überdies durch eine Verschiebung der Sauerstoffdissoziationskurve die Sauerstoffabgabe an das Gewebe.

Bei den Elektrolyten haben die Veränderungen des Kaliumspiegels die größte klinische Relevanz. Der Kaliumspiegel im Serum liegt normalerweise bei 3,5–5 mmol/l. Eine **Hypokaliämie** demaskiert sich zumeist durch Extrasystolen, Tachykardien, ST-Strecken-Senkungen und/oder Verlängerungen des QT-Intervalls und wird durch Zufuhr von KCl therapiert. Die **Hyperkaliämie** führt zu einer deutlich erhöhten, häufig spitzen T-Welle, zu einer Verbreiterung des QRS-Komplexes bis hin zum Schenkelblock, zu Arrhythmien und schließlich zu einer schwer behandelbaren Asystolie. Eine Maßnahme zur Senkung des Kaliumspiegels ist die Gabe von Diuretika, $NaHCO_3$, Kalzium oder Glukose mit Insulin. Damit betreibt man allerdings nur Laborkosmetik, weil Kalium auf diese Weise nicht eliminiert, sondern nur vom Extra- in den Intrazellulärraum verschoben wird. Eine tatsächliche Kaliumelimination erreicht man durch einen Resoniumeinlauf. Alternativ oder bei nicht ausreichender Wirksamkeit der genannten Maßnahmen ist spätestens ab einem Kaliumwert von 6 mmol/l die extrakorporale Elimination des Kaliums mittels Hämofiltration oder Hämodialyse erforderlich.

Die **Hypernatriämie** als Folge einer inadäquat hohen Zufuhr oder einer aggressiven Entwässerungstherapie wird durch Austausch jeglicher natriumhaltigen Flüssigkeitszufuhr gegen natriumfreie Lösungen wie z. B. Glukose 5 % therapiert, um die Ausbildung bzw. Verschlimmerung eines hyperosmolaren Komas zu verhindern. Eine **Hyponatriämie** bei Überwässerung oder Natriumverlust über Darm und/oder Niere wird durch Zufuhr von natrium-

1.5.9 Fieber und Infektionen

Ein Anstieg der Körpertemperatur auf supranormale Werte ist nach operativen Eingriffen, insbesondere herzchirurgischen Operationen, ein alltägliches Ereignis und in Abwesenheit eines kritischen Krankheitszustandes oder anderer klinischer Zeichen für eine Infektion zunächst lediglich ein kontrollbedürftiger Befund, der allenfalls einer symptomatischen Therapie bedarf. Der Temperaturanstieg ist zumeist Ausdruck der nach Operationen physiologischen systemischen Entzündungsreaktion (»systemic inflammatory response syndrome«, SIRS). Ausnahmen bilden Eingriffe bei infektiösen Herzerkrankungen (Endokarditiden) oder Revisionseingriffe bei septischen Komplikationen (z. B. Sternuminfektion, Mediastinitis).

Die wesentliche Schwierigkeit besteht für den Intensivmediziner in der Unterscheidung zwischen nichtinfektiösem und infektiösem Fieber. ◘ Abbildung 1.16 verdeutlicht diese Schwierigkeiten.

Praktisches Vorgehen (Differenzialdiagnosen: Hypovolämie, SIRS, Infektion, Sepsis) Bei Temperaturerhöhungen oder Fieber, von dem man definitionsgemäß ab einer Körpertemperatur von >38,3°C spricht, wird zunächst ein intravasaler Flüssigkeitsmangel ausgeschlossen, da dieser über eine periphere Vasokonstriktion und eine Zentralisation zu einer Erhöhung der zentral gemessenen Temperatur führen kann. Ist die Hypovolämie ausgeschlossen bzw. behandelt, ist ein Wiederanstieg der Temperatur nach Ablauf der ersten 24–48 h immer suspekt und muss Anlass sein, einen lokalen Infektionsherd und eine systemische Infektion auszuschließen.

> ❯ Da postoperative Infektionen mit einer deutlich erhöhten Sterblichkeit einhergehen sowie mit einem erheblich höheren Personal- und Materialeinsatz vergesellschaftet sind, sollte der Ausschluss bzw. Nachweis einer Infektion rasch und konsequent erfolgen.

Eine Möglichkeit, wie man dabei vorgehen kann, ist in ◘ Abb. 1.17 dargestellt.

Die für eine postoperative Infektion prädisponierenden Faktoren sind an anderer Stelle ausführlich beschrieben worden (Kommission für Krankenhaushygiene und Infektionsprävention beim Robert Koch Institut 2007; Mangram et al. 1999); herzchirurgische Patienten weisen regelhaft mehrere davon auf. Die Diagnose einer Infektion wird dabei umso wahrscheinlicher, je mehr Risikofaktoren der Patient aufweist. Beweisend für eine Infektion ist aber nur und ausschließlich der Nachweis von pathogenen Mikroorganismen.

Bei der Fokussuche kann man sich von der alten Regel, dass Häufiges häufiger vorkommt, leiten lassen. Erfahrungsgemäß handelt es sich bei den Infektionen nach herzchirurgischen Operationen am häufigsten um Pneumonien,

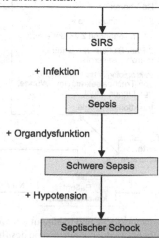

mindestens 2 der folgenden Kriterien vorhanden:
- Temperatur: ≥38°C oder ≤36°C (rektal, intravasal oder intravesikal gemessen)
- Herzfrequenz: ≥90/min
- Tachypnoe (Atemfrequenz von >20/min) **oder** Hyperventilation ($PaCO_2$ von <33 mmHg)
- Leukozytose (>12.000/µl) **oder** Leukopenie (<4.000/µl) **oder** >10 % unreife Vorstufen

SIRS

+ Infektion

Sepsis

+ Organdysfunktion

Schwere Sepsis

+ Hypotension

Septischer Schock

◘ **Abb. 1.16** Differenzialdiagnostik und Schweregrade der systemischen Entzündungsreaktion ohne und mit infektiöser Ursache. *Infektion* klinische Diagnosestellung oder positiver mikrobiologischer Befund; *Organdysfunktion* akute Enzephalopathie mit:
- eingeschränkter Vigilanz, Desorientiertheit, Unruhe und Delirium,
- relativer oder absoluter Thrombozytopenie mit Abfall der Thrombozytenzahl um >30 % innerhalb von 24 h oder mit einer Thrombozytenzahl von <100.000/µl bei Ausschluss einer akuten Blutung,
- arterieller Hypoxämie mit einem Sauerstoffpartialdruck von <75 mmHg bei Raumluft oder einem Verhältnis zwischen Sauerstoffpartialdruck und inspiratorischer Sauerstofffraktion von <250 unter Sauerstoffapplikation,
- renaler Dysfunktion mit einer Diurese von <0,5 ml/kg KG/h über >2 h trotz ausreichender Volumensubstitution und/oder Anstieg des Serumkreatininwertes auf mehr als das Doppelte des lokal üblichen Referenzbereichs,
- metabolischer Azidose mit einem Basenexzess von mehr als –5 mmol/l oder einer Laktatkonzentration von mehr als dem 1,5fachen des lokal üblichen Referenzbereichs,
- Hypotension mit einem systolischen Blutdruck von <90 mmHg oder einem mittleren arteriellen Blutdruck von <70 mmHg für mindestens 1 h trotz adäquater Volumenzufuhr oder dem notwendigen Einsatz von Vasopressoren (z. B. Noradrenalin), um den systolischen Blutdruck bei mindestens 90 mmHg oder den arteriellen Mitteldruck bei mindestens 70 mmHg zu halten.

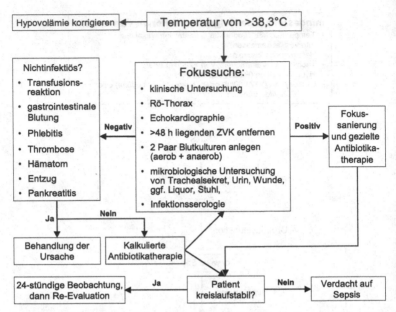

■ **Abb. 1.17** Vorschlag für das diagnostische und therapeutische Vorgehen bei unklarem postoperativen Fieber. *Rö-Thorax* Röntgenuntersuchung des Thorax; *ZVK* zentraler Venenkatheter

meist durch einen infizierten zentralvenösen Katheter bedingt sind. Diese Infektionen treten in der Regel ab dem 5. postoperativen Tag auf, Wundinfektionen zumeist jenseits der ersten postoperativen Woche. Letztere stellen überdies eine Besonderheit dar, weil sie primär chirurgisch, fast immer lokal und v. a. nicht antibiotisch behandelt werden müssen. Sie werden daher in der Folge nicht weiter besprochen, da die chirurgische Behandlung von Wundinfektionen den allgemeinen Prinzipien der Basischirurgie folgen sollte.

Lässt das Röntgenbild des Thorax oder eine bettseitige Untersuchung des Urins mittels Teststreifen eine Lungen- oder Harnwegsinfektion wahrscheinlich erscheinen, steht man wie in dem Fall, bei dem man nicht weiß, woher die Infektion kommt, vor dem nächsten Problem: Man muss antibiotisch behandeln, kennt aber den verursachenden Erreger noch nicht. Die in der Literatur angegebenen Keimspektren helfen hier nicht weiter; man muss die an der eigenen Klinik und auf der eigenen Intensivstation am häufigsten vorkommenden Keime und ihre Resistenzmuster kennen. Bei der auf dieser Basis kalkulierten Antibiotikatherapie kommt es überdies entscheidend darauf an, dass

rungsintervalle einhält. Ein falsches, zu niedrig dosiertes oder in zu großen Intervallen verabreichtes Antibiotikum ist nicht nur hinsichtlich der zu behandelnden Infektion wirkungslos, sondern erhöht überdies die Letalität und steigert die ohnehin besorgniserregend hohe Resistenzrate der Hospitalkeime. Weiterhin muss die kalkulierte Antibiotikatherapie so rasch wie möglich durch eine gezielte Behandlung ersetzt werden, was meist einer Deeskalation der Therapie entspricht. Dies unterstreicht die Bedeutung einer konsequent durchgeführten und ggf. genauso konsequent weitergeführten Suche nach dem Fokus und dem Keim, und zwar so lange, bis man Fokus und Keim identifiziert hat oder der klinische Verlauf in Form einer eindeutigen Verbesserung bzw. eines finalen Ereignisses eine weitere Suche überflüssig werden lässt.

❯ Dabei versteht es sich von selbst, dass neben der gezielten antibiotischen Therapie umgehend chirurgisch interveniert werden muss, wenn die Natur des Fokus dies erfordert, da ohne Fokussanierung jede Therapie, u. a. auch eine gezielte antibiotische, fehlschlagen muss.

Kommt es – aus welchen Gründen auch immer – zum Fortschreiten der infektiösen Erkrankung in Richtung einer schweren Sepsis (❏ Abb. 1.16), wird die Prognose sehr ernst. Die Behandlungsergebnisse der Sepsis haben sich seit ihrer Erstbeschreibung leider nicht im gewünschten Ausmaß gebessert. Die Sterblichkeit ist nach wie vor hoch, und es gibt eigentlich nur 3 Behandlungsmethoden, für die ein prognoseverbessernder Effekt bekannt ist:

- »early goal directed therapy«, d. h. die sofortige, zielwertorientierte Wiederherstellung normotoner Herz-Kreislauf-Verhältnisse (Rivers et al. 2001),
- intensivierte Insulintherapie (van den Berghe et al. 2001),
- Behandlung mit rekombinantem humanen aktivierten Protein C (Bernard et al. 2001), wobei diese bereits wieder in die Diskussion geraten ist (Eichacker et al. 2007).

Darüber hinaus werden eine Reihe weiterer Maßnahmen zur Therapie der Sepsis empfohlen. Eine ausführliche Diskussion der Problematik würde den Umfang dieses Kapitels sprengen, sodass der Hinweis auf die aktuelle Leitlinie (Dellinger et al. 2004) und die dazugehörige Internetpräsentation (Surviving Sepsis Campaign 2008) genügen soll.

1.5.10 Dekubitus

Ein Dekubitus ist eine Gewebeschädigung im Sinne eines Hautdefekts, die durch hohen und länger anhaltenden Druck entsteht und daher als »Druckgeschwür« bezeichnet wird. Dieser Vorgang kann durch Reibung oder Scherkräfte zusätz-

Die Hauptursache für die Entstehung eines Dekubitus ist der Druck, der innerhalb einer gewissen Zeit beim Sitzen oder Liegen auf ein bestimmtes Hautareal ausgeübt wird. Dieser Druck bewirkt die Komprimierung der versorgenden Blutgefäße. Die Folge ist eine Mangeldurchblutung, sodass bei länger anhaltendem Druck auf ein räumlich begrenztes Hautareal die betroffenen Körperzellen absterben, wobei die entsprechenden Nervenzellen schon wesentlich früher geschädigt werden. Erste Druckschäden der Haut lassen sich bereits nach 2 h nachweisen, sodass ohne Prophylaxe bereits nach kürzester Zeit mit einem Dekubitus gerechnet werden muss, wenn der Patient nicht in der Lage ist, seine Position zu verändern.

Neben der arteriellen wird auch die venöse Durchblutung unterbrochen. Folglich werden anfallende saure Stoffwechselprodukte nicht abtransportiert.

Der Konzentrationsanstieg dieser sauren Substanzen im Gewebe löst beim gesunden Menschen einen Reflex aus, der zu einer minimalen Bewegung führt. Zudem bedingt der entstehende Druckschmerz in der Regel ebenfalls einen Positionswechsel. Dadurch wird die Entstehung eines Druckgeschwürs beim Gesunden verhindert.

Durch die Übersäuerung im Gewebe kommt es zu einer Weitstellung der Gefäße. Dies führt zu einer stärkeren Durchblutung, erkennbar an einer Hautrötung. Die Gefäßdilatation bewirkt zudem einen Flüssigkeits- und Eiweißaustritt in das Gewebe und fördert die Entstehung von Ödemen und Blasen. Zusätzlich kommt es zu lokalen Thrombosen – der Dekubitus ist entstanden.

Ein Dekubitus kann unterschiedlich groß und tief sein. Zudem ist das Druckgeschwür in der Regel infiziert. Dadurch nimmt die Heilung nicht selten Monate in Anspruch.

Ein Dekubitus entsteht bevorzugt an Körperstellen, die sich durch Knochenvorsprünge und geringe Abpolsterung durch Muskel- und Fettgewebe auszeichnen. Daher treten Druckgeschwüre am häufigsten in der Steißregion, im Bereich der Trochanteren und an den Fersen auf.

Je nach Ausmaß des Druckgeschwürs unterscheidet man **4 Stadien:**

- Stadium I: Die Haut ist noch nicht geschädigt. Es ist jedoch ein scharf umgrenzter roter Fleck zu erkennen. Dieser lässt sich nicht per Fingerdruck »wegdrücken« (»Fingertest«). Bei kontinuierlicher Druckentlastung verschwindet die Hautrötung nach einigen Stunden bis Tagen.
- Stadium II: Findet keine Druckentlastung statt, kommt es zur verstärkten Einlagerung von Flüssigkeit mit anschließender Blasenbildung. Beim Aufplatzen dieser Blasen entsteht eine nässende, infektionsanfällige Schädigung der Haut.
- Stadium III: Die durch die andauernde Druckeinwirkung abgestorbenen Hautzellen bilden eine schwarze, nekrotische Schicht. Diese kann nach einer gewissen Zeit aufbrechen. Muskulatur, Bänder und Sehnen werden

— Stadium IV: Die Wunde ist so tief, dass der Knochen betroffen ist. Das Knochengewebe weist nun eine Entzündung, eine Osteomyelitis, auf.

Das Auftreten eines Dekubitus sollte immer Anlass sein zu prüfen, ob alles getan wurde, um diese Komplikation, die Patienten, Angehörige, Pflegepersonal, Ärzte und das Gesundheitssystem in gleicher Weise belastet, zu verhindern. Zu dieser Fragestellung wurde erstmals im August 2000 der nationale Expertenstandard zur **Dekubitusprophylaxe** veröffentlicht. Inzwischen liegt eine aktualisierte Fassung vor (Deutsches Netzwerk für Qualitätsentwicklung in der Pflege 2008). Der Expertenstandard umfasst u. a. folgende Schwerpunkte:

— gewebeschonende Bewegungs-, Lagerungs- und Transfertechniken,
— unverzüglicher Einsatz angemessener Hilfsmittel wie Weichlagerungssysteme (z. B. Schaumstoffmatratzen, Gelauflagen, Luftkissen etc.),
— Gewährleistung der kontinuierlichen Durchführung prophylaktischer Maßnahmen.

Die lokale Dekubitusbehandlung besteht aus:
— Nekrosenentfernung/Débridement,
— Infektionsbekämpfung,
— phasengerechte Wundversorgung,
— feuchte Wundbehandlung,
— Wundkonditionierung,
— weitere Therapieformen, z. B. gepulste elektrische Stimulation oder Vakuumversiegelungstechnik.

Zur **Kausaltherapie** zählen im Wesentlichen:
— vollständige Druckentlastung,
— Ernährungsverbesserung,
— Schmerztherapie,
— Verbesserung des Allgemeinzustandes.

Das Neuauftreten eines Dekubitus ab dem Stadium II ist das einzige von der verpflichtenden externen Qualitätssicherung erfasste Kriterium, mit dem die Qualität der Intensivmedizin betrachtet wird. Eine Inzidenz von <1 % pro Jahr ist das anzustrebende Ziel.

1.5.11 Gerinnungsstörungen

Auf die häufigsten Gerinnungsstörungen nach herzchirurgischen Operatio-

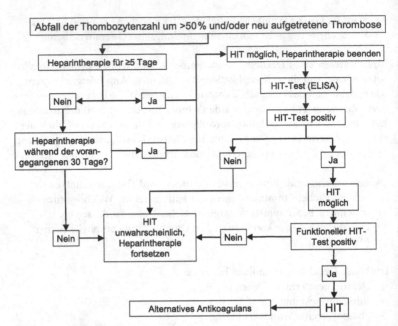

Abb. 1.18 Algorithmus der Diagnostik einer heparininduzierten Thrombozytopenie (*HIT*). *ELISA* »enzyme-linked immunosorbent assay«. Mod. nach Selleng et al. (2007)

Das Krankheitsbild der **heparininduzierten Thrombozytopenie (HIT)** ist unlängst ausführlich abgehandelt worden (Napolitano et al. 2006; Selleng et al. 2007). Nach herzchirurgischen Eingriffen ist in 1–2 % der Fälle mit dem Auftreten einer HIT zu rechnen. Der Prozentsatz der Patienten mit positivem HIT-Test ist deutlich, d. h. um den Faktor 10–15, höher, wobei bereits ein positiver HIT-Test mit einer erhöhten Inzidenz an Komplikationen sowie einer gesteigerten operativen Sterblichkeit vergesellschaftet ist (Kerendi et al. 2007).

Kurzgefasst handelt es sich bei der HIT um eine antikoagulanzieninduzierte prothrombotische Erkrankung. Sie wird durch eine Immunreaktion gegen den Plättchenfakor-4-Heparin-Komplex verursacht. Im Vordergrund stehen ein Abfall der Thrombozytenzahlen um >50 % sowie das Auftreten von Thrombosen. Die Diagnosestellung ist nicht einfach und folgt dem in ◘ Abb. 1.18 dargestellten Algorithmus. Die Schwierigkeit besteht darin, dass der heutzutage am häufigsten verwendete HIT-Test, ein ELISA (»enzyme-linked immunosorbent assay«), der das Vorhandensein von Plättchenfakor-4-Heparin-Antikörpern

dass nach herzchirurgischen Operationen fast 50 % der Patienten solche Antikörper bilden, aber nur 1–2 % tatsächlich eine HIT aufweisen. Die funktionellen HIT-Tests (z. B. der »serotonin release assay«) sind genauer. Sie messen die durch Heparinantikörper vermittelte Thrombozytenaktivierung, sind aber nur sehr begrenzt verfügbar.

Die Therapie bei Nachweis einer HIT besteht im Absetzen des Heparins und der Verabreichung von alternativen Antikoagulanzien wie dem Thrombininhibitor Lepirudin (Refludan), wohingegen das in diesem Zusammenhang ebenfalls genannte Danaparoid (Orgaran) aufgrund möglicher Kreuzreaktionen mit Vorsicht zu verwenden ist. Das praktische Vorgehen ist in ◘ Abb. 1.18 zusammengefasst.

1.5.12 Endokrinium

In diesem Abschnitt soll kurz auf die intensivierte Insulintherapie sowie den Stellenwert der Trijodthyronin- und Kortisontherapie eingegangen werden.

Intensivierte Insulintherapie

Seit der Arbeit von Frau van den Berghe, in der bei einem überwiegend herzchirurgischen Krankengut erwachsener Patienten der Nachweis geführt werden konnte, dass die intensivierte Insulintherapie mit einem Blutzuckerzielwert von 110 mg/dl die postoperative Sterblichkeit und Morbidität, insbesondere die Inzidenz von Infektionen, signifikant senkt (van den Berghe et al. 2001), gilt diese Therapie als Standard.

Vor der kritiklosen Anwendung sei allerdings gewarnt, da die intensivierte Insulintherapie in einem um den Faktor 6 höheren Ausmaß zu Hypoglykämien führt, die ihrerseits ein morbiditäts- und sterblichkeitssteigerndes Potenzial haben. Weiterhin kann eine begleitende Hypokaliämie durch die Insulintherapie aggraviert werden, sodass diese prinzipiell uneingeschränkt zu empfehlenden Therapie zusammenfassend ein entsprechend engmaschiges Monitoring der Blutzucker- und Kaliumwerte voraussetzt, das möglicherweise die personellen Ressourcen einzelner Intensivstationen überfordert. Das Problem wird gelöst sein, wenn »Closed-loop«-Systeme verfügbar sind, bei denen der kontinuierlich gemessene Blutzuckerspiegel den Insulinperfusor steuert. Unter anderem aus diesem Grund ist der Zielwert von 110 mg/dl auch nicht unumstritten, und es bedarf der Klärung durch weitere Studien, ob sich die gleichen positiven Effekte nicht auch durch höhere Zielwerte, z. B. 140 oder 180 mg/dl, erreichen lassen. Schließlich darf nicht unerwähnt bleiben, dass gerade die schwerstkranken Patienten nicht selten eine Insulinresistenz zeigen, die das Erreichen des genannten Zielwertes weiter erschwert und im

Trijodthyronintherapie

Es gilt als erwiesen, dass der Trijodthyronin-(T_3-)Spiegel nach herzchirurgischen Operationen teilweise deutlich abfällt. Die daher eine Zeit lang von vielen Hoffnungen begleitete T_3-Therapie konnte ihre Wirksamkeit in einer Metaanalyse jedoch nicht nachweisen (Ronald u. Dunning 2006).

Cortisontherapie

Gleiches wie für die Gabe von Trijodthyronin gilt für die noch besser erforschte Kortisontherapie, die in ihrer Wirksamkeit nach wie vor umstritten ist und bisweilen sogar mit schlechteren Resultaten in Zusammenhang gebracht wird (Rady et al. 2006).

1.6   Scores und Qualitätssicherung

Beide Themen waren und sind Gegenstand zahlreicher Publikationen aller Art. Der Nachweis ihrer klinischen Relevanz in der herzchirurgischen Intensivmedizin steht allerdings noch aus.

Es gibt inzwischen eine große Zahl an intensivmedizinischen **Scores** in unterschiedlichen Versionen, die für unterschiedliche Fragestellungen entwickelt wurden, z. B. APACHE (Acute Physiology and Chronic Health Evaluation), SAPS (Simplified Acute Physiology Score) oder SOFA (Sequential Organ Failure Assessment), um nur einige wenige zu nennen. Weiterhin gibt es ökonomische Scores wie den TISS 28 (Therapeutic Intervention Scoring System 28) und seine Weiterentwicklungen, die den Aufwand der Intensivtherapie abbilden.

Der an Scores Interessierte sei auf das Internet verwiesen (Société Française d'Anesthésie et de Réanimation 2008). Die Kombination eines modifizierten SAPS-II- mit dem TISS-28-Score wird in Deutschland inzwischen zur Ermittlung der Behandlungsschwere des intensivmedizinischen Verlaufs eingesetzt und hat damit Vergütungsrelevanz – ein schönes Beispiel für den völlig zweckentfremdeten Einsatz.

Qualitätssicherung in der Intensivmedizin wird bislang nur auf freiwilliger Basis betrieben, da eine verpflichtende externe Qualitätssicherung nicht existiert. Der an dieser Fragestellung Interessierte sei auf die interdisziplinäre Arbeitsgruppe Qualitätssicherung der Deutschen Interdisziplinären Vereinigung für Intensiv- und Notfallmedizin hingewiesen, deren Aktivitäten im Internet nachverfolgt werden können (Waydhas 2008).

Allerdings sollte auch auf Intensivstationen, die an der Qualitätssicherung wenig Interesse haben, eine gewisse Minimalüberprüfung der intensivmedizinischen Qualität stattfinden. Dazu bieten sich die in ◘ Tab. 1.20 aufge-

■ **Tab. 1.20** Parameter für die interne Qualitätssicherung mit erstrebenswerten Zielen und Grenzen, die nicht über- oder unterschritten werden sollten (Thijs 1997)

Parameter	Ziel	Grenze
Anteil an Rückverlegungen auf die Intensivstation [%]	<3	5
Anteil an Patienten mit neu aufgetretenem Dekubitus (ab Stadium II) [%]	<1	2
Anteil an Extubationen innerhalb von 6 h [%]	>75	50
Anteil an Re-Intubationen [%]	<3	5

zen unter- oder überschritten, sollte man möglicherweise darüber nachdenken, wo es im intensivmedizinischen Vorgehen Optimierungspotenzial gibt.

Literatur

Antman EM, Anbe DT, Armstrong PW et al. (2004) ACC/AHA guidelines for the management of patients with ST-elevation myocardial infarction – executive summary: a report of the American College of Cardiology/American Heart Association Task Force on Practice Guidelines (Writing Committee to Revise the 1999 Guidelines for the Management of Patients With Acute Myocardial Infarction). Circulation 110: 588–636

Baskett RJF, Ghali WA, Maitland A, Hirsch GM (2002) The intraaortic balloon pump in cardiac surgery. Ann Thorac Surg 74: 1276–1287

Bein T, Philipp A, Zimmermann M, Mueller T, Schmid FX (2007) Extrakorporale Lungenunterstützung. Dtsch med Wochenschr 132: 488–491

Bellomo R, Ronco C, Kellum JA, Mehta RL, Palevsky P (2004) Acute renal failure – definition, outcome measures, animal models, fluid therapy and information technology needs: the Second International Consensus Conference of the Acute Dialysis Quality Initiative (ADQI) Group. Crit Care 8: R204–R212

Bernard GR, Vincent JL, Laterre PF et al. (2001) Efficacy and safety of recombinant human activated protein C for severe sepsis. N Engl J Med 344: 699–709

Bundesgeschäftsstelle für Qualitätssicherung (2008) BQS-Leistungsbereiche mit Dokumentationspflicht – Herzchirurgie. www.bqs-outcome.de, letzter Zugriff am 22.08.2008

Carl M, Alms A, Braun J et al. (2007) Die intensivmedizinische Versorgung herzchirurgischer Patienten: Hämodynamisches Monitoring und Herz-Kreislauf-Therapie. S3-Leitlinie der Deutschen Gesellschaft für Thorax-, Herz- und Gefäßchirurgie (DGTHG) und der Deutschen Gesellschaft für Anästhesiologie und Intensivmedizin (DGAI). Thorac Cardiov Surg 55: 130–148 (Langfassung unter www.bdc.de/bdc/datbg/datbg.nsf/0/25c0a9f67ed2a8e0c12572740034c673/$FILE/S3LL%20-%20

Carrel T, Englberger L, Mohacsi P, Neidhart P, Schmidli J (2000) Low systemic vascular resistance after cardiopulmonary bypass: incidence, etiology, and clinical importance. J Card Surg 15: 347–353

Christenson JT, Cohen M, Ferguson JJ et al. (2002) Trends in intraaortic balloon counter-pulsation complications and outcomes in cardiac surgery. Ann Thorac Surg 74: 1086–1091

De Leyn P, Bedert L, Delcroix M et al. (2007) Tracheotomy: Clinical review and guidelines. Eur J Cardiothorac Surg 32: 412–421

Dellinger RP, Carlet JM, Masur H et al.; Surviving Sepsis Campaign Management Guidelines Committee (2004) Surviving Sepsis Campaign guidelines for management of severe sepsis and septic shock. Crit Care Med 32: 858–873

Deutsche Gesellschaft für Ernährungsmedizin (2003) Leitlinien der Deutschen Gesellschaft für Ernährungsmedizin. Enterale Ernährung: Intensivmedizin. Aktuel Ernaehr Med 28: S42–S50

Deutsche Gesellschaft für Neurologie (2008) Leitlinie Ischämischer Schlaganfall der Deutschen Gesellschaft für Neurologie. www.uni-duesseldorf.de/AWMF/ll/030-046.htm, letzter Zugriff am 22. 08. 2008

Deutsches Netzwerk für Qualitätsentwicklung in der Pflege (2008) (Hrsg.) Expertenstandard Dekubitusprophylaxe in der Pflege. Entwicklung – Konsentierung – Implementierung, 2. Aufl. www.dnqp.de, letzter Zugriff am 22.08.2008

DiGiorgi PL, Rao V, Naka Y, Oz MC (2003) Which patient, which pump. J Heart Lung Transpl 22: 221–235

Dunning J, Prendergast B (2003) Which patients would benefit from an intra-aortic balloon pump prior to cardiac surgery? Interact CardioVasc Thorac Surg 2: 416–419

Dunning J, Treasure T, Versteegh M, Nashef SAM on behalf of the EACTS Audit and Guidelines Committee (2006) Guidelines on the prevention and management of de novo atrial fibrillation after cardiac and thoracic surgery. Eur J Cardiothorac Surg 30: 852–872

Edwards FH, Engelman RM, Houck P, Shahian DM, Bridges CR (2006) The Society of Thoracic Surgeons Practice Guideline Series: Antibiotic prophylaxis in cardiac surgery, Part I: Duration. Ann Thorac Surg 81: 397–404

Egi M, Bellomo R, Langenberg C et al. (2007) Selecting a vasopressor drug for vasoplegic shock after adult cardiac surgery: A systematic literature review. Ann Thorac Surg 83: 715–723

Eichacker PQ, Natanson C (2007) Increasing evidence that the risks of rhAPC may outweigh its benefits. Intensive Care Med 33: 396–399

Ely EW, Shintani A, Truman B et al. (2004) Delirium as a predictor of mortality in mechanically ventilated patients in the intensive care unit. JAMA 291: 1753–1762

Engoren MC, Habib RH, Zacharias A et al. (2002) Effect of blood transfusion on long-term survival after cardiac operation. Ann Thorac Surg 74: 1180–1186

European Resuscitation Council (2005) European Resuscitation Council Guidelines for Resuscitation 2005. Cardiac arrest following cardiac surgery. Resuscitation 67 (Suppl 1): S1–S181

Flynn MJ, McComb JM, Darh JH (2005) Temporary left ventricular pacing improves haemodynamic performance in patients requiring epicardial pacing post cardiac surgery. Eur

Garwood S (2004) Renal insufficiency after cardiac surgery. Semin Cardiothorac Vasc Anesth 8: 227–241

Hemmila MR, Napolitano LM (2006) Severe respiratory failure: Advanced treatment options. Crit Care Med 34 (Suppl): S278–S290

Hill NS, Brennan J, Garpestad E, Nava S (2007) Noninvasive ventilation in acute respiratory failure. Crit Care Med 35: 2402–2407

Hoste EAJ, Clermont G, Kersten A et al. (2006) RIFLE criteria for acute kidney injury is associated with hospital mortality in critically ill patients: A cohort analysis. Crit Care 10: R73–R82

Kane SL, Dasta JF (2002) Clinical outcomes of critical illness polyneuropathy. Pharmacotherapy 22: 373–379

Kerendi F, Thourani VH, Puskas JD et al. (2007) Impact of heparin-induced thrombocytopenia on postoperative outcomes after cardiac surgery. Ann Thorac Surg 84: 1548–1553

Kommission für Krankenhaushygiene und Infektionsprävention beim Robert Koch Institut (2007) Prävention postoperativer Infektionen im Operationsgebiet. Empfehlungen der Kommission für Krankenhaushygiene und Infektionsprävention beim Robert Koch Institut. Bundesgesundheitsbl – Gesundheitsforsch – Gesundheitsschutz 50: 377–393

Kreymann KG, Berger MM, Deutz NEP et al. (2006) ESPEN guidelines on enteral nutrition: Intensive care. Clin Nutr 25: 210–223

Kuitunen A, Vento A, Suojaranta-Ylinen R, Pettila V (2006) Acute renal failure after cardiac surgery: evaluation of the RIFLE classification. Ann Thorac Surg 81: 542–546

Kulier A, Levin J, Moser R et al. (2007) Impact of preoperative anemia on outcome in patients undergoing coronary artery bypass graft surgery. Circulation 116: 471–479

Lassnigg A, Donner E, Grubhofer G, Presterl E, Druml W, Hiesmayr M (2000) Lack of renoprotective effects of dopamine and furosemide during cardiac surgery. J Am Soc Nephrol 11: 97–104

Levin RL, Degrange MA, Bruno GF et al. (2004) Methylene blue reduces mortality and morbidity in vasoplegic patients after cardiac surgery. Ann Thorac Surg 77: 496–499

Mackay JH, Powell SJ, Osgathorp J, Rozario CJ (2002) Six-year prospective audit of chest reopening after cardiac arrest. Eur J Cardiothorac Surg 22: 421–425

Maklebust J (2005) Pressure ulcers: the great insult. Nurs Clin North Am 40: 365–389

Malhotra A (2007) Low-tidal-volume ventilation in the acute respiratory distress syndrome. N Engl J Med 357: 1113–1120

Mangano DT for the Multicenter Study of Perioperative Ischemia Research Group (2002) Aspirin and mortality from coronary bypass surgery. N Engl J Med 347: 1309–1317

Mangram AJ, Horan TC, Pearson ML et al. The Hospital Infection Control Practices Advisory Committee (1999) Guideline for prevention of surgical site infection, 1999. Infect Control Hosp Epidemiol 20: 247–278

Markewitz A, Lante W (2006) Organversagen in der Herzchirurgischen Intensivmedizin. Dtsch med Wschr 131: 2485–2488

Markewitz A, Schulte HD, Scheldt HH (1999) Current practice of peri- and postoperative antibiotic therapy in cardiac surgery in Germany. Thorac Cardiovasc Surg 47: 405–410

Martin J, Bäsell K, Bürkle H et al. (2005) Sedierende und analgetische Therapie im Rahmen der Intensivmedizin – Kurzfassung. Anästh Intensivmed 46 (Suppl 1): S1–S20 (Lang-

McKeown PP, Gutterman D (2005) American College of Chest Physician guidelines for the prevention and management of postoperative atrial fibrillation after cardiac surgery. Chest 128: 1S–5S

Mehta RH, Grab JD, O'Brien SM et al. for the Society of Thoracic Surgeons National Cardiac Surgery Database Investigators (2006) Bedside tool for predicting the risk of postoperative dialysis in patients undergoing cardiac surgery. Circulation 114: 2208–2216

Mehta RL, Kellum JA, Shah SV et al. on behalf of the participants (2007) Acute Kidney Injury Network (AKIN): report of an initiative to improve outcomes in acute kidney injury. Critical Care 11: R31

Mehta RL, Pascual MT, Soroko S, Chertow GM (2002) Diuretics, mortality, and nonrecovery of renal function in acute renal failure. JAMA 288: 2547–2553

Murthy SC, Arroliga AC, Walts PA et al. (2007) Ventilatory dependency after cardiovascular surgery. J Thorac Cardiovasc Surg 134: 484–490

Napolitano LM, Warketin TE, AlMahameed A, Nasraway SA (2006) Heparin-induced thrombocytopenia in the critical care setting: Diagnosis and management. Crit Care Med 34: 2898–2911

Polonen P, Ruokonen E, Hippelainen M, Poyhonen M, Takala J (2000) A prospective, randomized study of goal-oriented hemodynamic therapy in cardiac surgical patients. Anesth Analg 90: 1052–1059

Rady MY, Johnson DJ, Patel B, Larson J, Helmers R (2006) Corticosteroids influence the mortality and morbidity of acute critical illness. Critical Care 10: R101

Ramnarine IR, Grayson AD, Dihmis WC, Mediratta NK, Fabri BM, Chalmers JAC (2005) Timing of intra-aortic balloon pump support and 1-year survival. Eur J Cardiothorac Surg 27: 887–892

Rivers E, Nguyen B, Havstad S et al. (2001) Early goal-directed therapy in the treatment of severe sepsis and septic shock. N Engl J Med 345: 1368–1377

Robicsek F, Hollemann JH, Roush TS, Skipper ER, Robicsek SA, Lyons M (2003) Perioperative intraaortic balloon assist, decreasing complications to the minimum. Thorac Cardiov Surg 51: 115–125

Ronald A, Dunning J (2006) Does perioperative thyroxine have a role during adult cardiac surgery? Interactive Cardiovasc Thorac Surg 5: 166–178

Salazar JD, Wityk RJ, Grega MA et al. (2001) Stroke after cardiac surgery: Short- and long-term out-comes. Ann Thorac Surg 72: 1195–1202

Sealy AJE, Christou NV (2000) Multiple organ dysfunction syndrome: Exploring the paradigm of complex nonlinear systems. Crit Care Med 28: 2193–2200

Selim M (2007) Perioperative stroke. N Engl J Med 356: 706–713

Selleng K, Warketin TE, Greinacher A (2007) Heparin-induced thrombocytopenia in intensive care patients. Crit Care Med 35: 1165–1176

Société Française d'Anesthésie et de Réanimation (2008) Scoring systems for ICU and surgical patients. http://sfar.org/t/spip.php?article60, letzter Zugriff am 22.08.2008

Spotnitz HM (2005) Optimizing temporary perioperative cardiac pacing. J Thorac Cardiovasc Surg 129: 5–8

St. André AC, DelRossi A (2005) Hemodynamic management of patients in the first 24 hours after cardiac surgery. Crit Care Med 33: 2082–2093

Surviving Sepsis Campaign (2008) Homepage der Surviving Sepsis Campaign. www.

The Acute Respiratory Distress Syndrome Network (2000) Ventilation with lower tidal volumes as compared with traditional tidal volumes for acute lung injury and the acute respiratory distress syndrome. N Engl J Med 342: 1301–1308

The Society of Thoracic Surgeons Blood Conservation Guideline Task Force, Ferraris VA, Ferraris SP et al. (2007) Perioperative blood transfusion and blood conservation in cardiac surgery: The Society of Thoracic Surgeons and The Society of Cardiovascular Anesthesiologists Clinical Practice Guideline. Ann Thorac Surg 83: 27–86

Thijs LG (1997) Continuous quality improvement in the ICU: General guidelines. Intensive Care Med 23: 125–127

Thompson D (2005) A critical review of the literature on pressure ulcer aetiology. J Wound Care 14: 87–90

van den Berghe G, Wouters P, Weekers F et al. (2001) Intensive insulin therapy in critically ill patients. N Engl J Med 345: 1359–1367

Vargas-Hein O, Birnbaum J, Wernecke K, England M, Konertz W, Spies C (2006) Prolonged intensive care unit stay in cardiac surgery: risk factors and long-term-survival. Ann Thorac Surg 81: 880–885

Vorstand und Wissenschaftlicher Beirat der Bundesärztekammer (2003) Leitlinien zur Therapie mit Blutkomponenten und Plasmaderivaten, 3. Aufl. Deutscher Ärzte-Verlag, Köln

Warren O, Mandal K, Hadjianastassiou V et al. (2007) Recombinant activated factor VII in cardiac surgery: A systematic review. Ann Thorac Surg 83: 707–714

Waydhas C (2008) Qualitätssicherung und Qualitätsmanagement in der Intensivmedizin. www.divi-org.de/IAG-Qualitaetssicherung.57.0.html, letzter Zugriff am 22.08.2008

Welsby IJ, Bennett-Guerrero E, Atwell D et al. (2002) The association of complication type with mortality and prolonged stay after cardiac surgery with cardiopulmonary bypass. Anesth Analg 94: 1072–1078

Wheeler AP, Bernard GB (2007) Acute lung injury and the acute respiratory distress syndrome: A clinical review. Lancet 369: 1553–1564

Whitson BA, Huddleston SJ, Savik K, Shumway SJ (2007) Bloodless cardiac surgery is associated with decreased morbidity and mortality. J Card Surg 22: 373–378

Intensivtherapie
in der Kinderherzchirurgie

R. Kaulitz, G. Ziemer

R. Kaulitz, A. Markewitz, A. Franke, G. Ziemer,

2.1   Einleitung

Die Anforderungen an die kinderherzchirurgische Intensivmedizin haben in den vergangenen Jahren durch Fortschritte in der pädiatrischen Kardiologie und Kinderherzchirurgie weiter zugenommen. Nachdem die neonatale Korrekturoperation auch komplexer angeborener Herzfehler etabliert wurde und kombinierte chirurgisch-katheterinterventionelle Behandlungskonzepte entwickelt wurden, erweiterte sich das Spektrum der zu behandelnden Patienten zum einen um Neugeborene mit geringem Geburtsgewicht und zum anderen um Erwachsene mit angeborenem Herzfehler nach vorangegangenen Palliations- oder Korrekturoperationen. Im gleichen Zeitraum ist die perioperative Mortalität erheblich gesunken. Zudem erreicht eine kontinuierlich wachsende Patientengruppe nach Korrektur oder Palliation auch komplexer angeborener Herzfehler im Kindesalter jetzt das Erwachsenenalter. Die chirurgische Behandlung von Patienten mit angeborenen Herzfehlern setzt daher eine intensive **Zusammenarbeit** der in der Chirurgie angeborener Herzfehler tätigen Herzchirurgen mit pädiatrischen und Erwachsenenkardiologen voraus. Die meisten Arbeitsgruppen sind als gemeinsame Einheit zumindest von Herzchirurgie, pädiatrischer Kardiologie und Erwachsenenkardiologie organisiert. Die Beteiligung einer spezialisierten kardiovaskulären Anästhesiologie sollte angestrebt werden.

In den vergangenen Jahren sind für die prä- und postoperative Behandlung von Patienten mit angeborenen Herzfehlern neue, spezielle **Behandlungskonzepte** entwickelt worden. Diese erstrecken sich auf:
- pharmakologische Therapie der Herzinsuffizienz und des postoperativen »low cardiac output syndrome«,
- Behandlung der pulmonalen Hypertonie,
- besondere Beatmungsmodalitäten (Hochfrequenzoszillation),
- Behandlung postoperativer Herzrhythmusstörungen und einer postoperativen Niereninsuffizienz,
- Anwendung mechanischer Kreislaufunterstützungssysteme.

Ebenso haben sich die Möglichkeiten des intra- und perioperativen **Monitorings** einschließlich neurologischer Überwachung und Nachsorge verändert. Zunehmende Bedeutung erlangen das Verständnis und die Steuerung der univentrikulären Zirkulation nach Palliation bei hypoplastischem Linksherzsyndrom oder bei komplexen, funktionell univentrikulären Kreislaufsystemen. Dieses breite Spektrum der Erkrankungen macht Kenntnisse der kardiovaskulären Pathophysiologie und ihrer Beziehung zu anderen Organsystemen erforderlich und lässt die Notwendigkeit der Einbindung weiterer Disziplinen in die kardiovaskuläre Intensivmedizin (z. B. Neonatologie, Pul-

Postoperative Morbidität und Letalität stehen in enger Beziehung zu postoperativen Komplikationen, für die geeignete Strategien zu entwickeln sind, um sie zu verhindern, möglichst bereits im Verlauf zu antizipieren, rasch zu erkennen und zu behandeln. Angestrebt wird daher eine eigenständige **kinderherzchirurgische/pädiatrisch-kardiologische Intensivstation** mit spezieller Expertise. Hier sind pädiatrische Kardiologen, Neonatologen und pädiatrische Intensivmediziner gemeinsam mit Herzchirurgen tätig, ggf. unter Einbindung von Erwachsenenkardiologen.

2.2   Nichtinvasives und invasives Monitoring

Die kontinuierliche klinische Beobachtung während der postoperativen intensivmedizinischen Behandlung umfasst die routinemäßige nichtinvasive Überwachung mit Blutdruckmessung (oszillometrisch), EKG und Pulsoxymetrie. Ein adäquates Monitoring beinhaltet jedoch in der Regel zudem ein unterschiedliches Ausmaß an invasivem Monitoring: Eine kontinuierliche Messung von arteriellem und zentralvenösem Druck bietet die Möglichkeit wiederholter Bestimmungen arterieller und venöser Blutgaswerte. Sind rechts- oder linksatriale Druckmesskatheter platziert, kann über den rechts- bzw. linksventrikulären Füllungsdruck die Vorlast abgeschätzt und das Intravasalvolumen bzw. die linksventrikuläre Hämodynamik beurteilt werden. Der zentralvenöse Druck ist jedoch nicht nur ein Parameter des intravasalen Volumens, sondern wird auch durch die Funktion und Compliance der Ventrikel bestimmt. Veränderungen der Vorhofdruckkurven bieten Hinweise auf Herzrhythmusstörungen (atriale Tachykardien, junktionaler Rhythmus). In bestimmten Situationen kann es sinnvoll sein, den pulmonalarteriellen Druck zu überwachen, z. B. bei pulmonaler Hypertonie, zur Erkennung pulmonalhypertensiver Krisen oder bei »acute respiratory distress syndrome« (ARDS). Der pulmonalarterielle Verschlussdruck (»wedge pressure«) reflektiert den linksatrialen und linksventrikulären enddiastolischen Druck; er wird jedoch in der Kinderherzchirurgie nur bei älteren Patienten bestimmt.

Können Anatomie und Funktion des Herzens postoperativ nicht ausreichend echokardiographisch beurteilt werden und bestehen unklare hämodynamische Befunde, kann bereits frühpostoperativ eine **Herzkatheteruntersuchung** erforderlich sein. Operationsergebnis und mögliche Residualbefunde lassen sich auf diese Weise rasch erkennen. Das überschaubare Risiko der in der unmittelbar postoperativen Phase stattfindenden invasiven Diagnostik muss gegen die angestrebte oder notwendige diagnostische Aussage und ihre eventuellen therapeutischen Konsequenzen abgewogen werden. Zur Beurteilung der Hämodynamik ist die Bestimmung des systemischen und pulmonalen Blutflusses sowie des sys-

mischen (Qs) und pulmonalen (Qp) Blutflusses kann nach dem Fick-Prinzip vorgenommen werden: Unter Annahme eines konstanten Sauerstoffverbrauchs stellt die Differenz zwischen arteriellem und venösem Sauerstoffgehalt ein Maß für das Herzzeitvolumen dar:

$$Qs = \frac{Sauerstoffverbrauch}{arterieller\ Sauerstoffgehalt - venöser\ Sauerstoffgehalt}$$

bzw.

$$Qp = \frac{Sauerstoffverbrauch}{pulmonalvenöser\ Sauerstoffgehalt - pulmonalarterieller\ Sauerstoffgehalt}$$

Sauerstoffgehalt = O_2 Sat $\times$ 1,34 $\times$ Hb + PO_2 $\times$ 0,0031

O_2 Sat = Sauerstoffsättigung; 1,34 = Konstante; Hb = Hämoglobingehalt in g%; PO_2 = Sauerstoffpartialdruck; 0,0031 = Konstante.

Eine Shunt-Kalkulation erfolgt über den Quotienten Qp/Qs (pulmonalvenöser Sauerstoffgehalt – pulmonalarterieller Sauerstoffgehalt/arterieller Sauerstoffgehalt – venöser Sauerstoffgehalt).

Die Gefäßwiderstände für System- und Pulmonalkreislauf (Rs bzw. Rp) können nach folgender Formel berechnet werden:

$$Rs = arterieller\ Mitteldruck - \frac{rechtsatrialer\ Mitteldruck}{Qs}$$

bzw.

$$Rp = pulmonalarterieller\ Mitteldruck - \frac{linksatrialer\ Mitteldruck}{Qp}$$

Der pulmonale Gefäßwiderstand liegt zwischen 1 und 4 Wood-Einheiten (Freed 1989), das Verhältnis Rp/Rs normalerweise bei 0,2; ab 0,8 kann bei Shunt-bedingter pulmonaler Druckerhöhung die Operabilität infrage gestellt sein.

Zumeist ist die transthorakale **Echokardiographie** jedoch postoperativ auch bei limitierten Schallfenstern zumindest bis zum (Klein-)Kindesalter mit ausreichender Sicherheit durchführbar; ggf. ist die transösophageale Echokardiographie aussagekräftiger. Neben der Beurteilung der kardialen Struktur können Klappenfunktion und Kontraktilität dokumentiert sowie Klappen- oder Ausflussbahnobstruktionen quantifiziert werden. Verlaufskontrollen sind beliebig wiederholbar. Die Beurteilung der linksventrikulären Funktion

verkürzungsfraktion als »Basisparameter« ein. Die mittlere Flussgeschwindigkeit in der Aorta (»velocity time integral«) ist ein weiterer wichtiger Verlaufsparameter. Aus ihr kann unter Einbeziehen des Gefäßquerschnitts das linksventrikuläre Schlagvolumen kalkuliert werden. Eine detaillierte Beurteilung gilt der Dokumentation der linksventrikulären regionalen Wandbewegung und Wandspannung. Die Einschätzung der rechtsventrikulären Funktion erfolgt qualitativ sowie quantitativ, wiederum mittels Dopplerechokardiographie unter Bestimmung des pulmonalen Blutflusses (mittlere Flussgeschwindigkeit an der Pulmonalklappe). Bei Vorliegen einer Trikuspidalinsuffizienz kann der systolische rechtsventrikuläre Druck kalkuliert werden.

Das Monitoring übriger Organsysteme schließt die Kontrolle der pulmonalen und der Nierenfunktion, die Beurteilung der gastrointestinalen Organe sowie das neurologische Monitoring ein.

2.3   Myokardiale Dysfunktion – »low cardiac output syndome« (LCOS)

2.3.1 Ursachen und Diagnostik

Ein »low cardiac output syndome« (LCOS) als vorhersehbarer Abfall des Herzzeitvolumens (HZV) aufgrund einer transienten myokardialen Dysfunktion wird nach Korrekturoperation im Neugeborenen-, Säuglings- und jungen Kindesalter bei etwa 25 % der Patienten innerhalb der ersten 48 h nach dem Eingriff, zumeist 6–18 h postoperativ, beschrieben. Es ist mit einer Erhöhung des systemarteriellen Widerstands um etwa 25 % und einer Steigerung des pulmonalvaskulären Widerstands um ungefähr 40 % assoziiert und trägt somit zur postoperativen Morbidität und Letalität bei (Hoffmann et al. 2003; Wernovsky et al. 1995).

Die **Ursachen** sind multifaktoriell und bestehen in der myokardialen Ischämie (Länge der Aortenklemmzeit) mit und ohne Kardioplegie, der Hypothermie sowie der myokardialen Reperfusionsschädigung. Die durch den Bypass bedingte Aktivierung der Entzündungskaskade sowie die Erhöhung des systemischen und des pulmonalvaskulären Widerstands bedingen ein Kapillarleck und eine pulmonale Dysfunktion. Residuelle Defekte (Shunts, Klappeninsuffizienz) oder eine Ventrikulotomie im Rahmen der Korrekturoperation können hinzutreten (Hoffmann et al. 2003; Nagashima et al. 2000; Ravinshankar et al. 2003). Ein LCOS wird zunächst diagnostiziert, wenn klinische Zeichen oder Symptome wie Tachykardie, schlechte Systemperfusion mit kühlen Extremitäten sowie Abnahme der Urinausscheidung bis hin zur Oligure/Anurie auftreten (normale Urinproduktion bei Säuglingen und Klein-

wachsenen: 0,5 ml/kg KG/h). Pathophysiologisch assoziiert sind ein erhöhter System- und pulmonalvaskulärer Widerstand sowie eine eingeschränkte Myokardfunktion und Arrhythmien (Li et al. 1998).

Zeichen der **zellulären Hypoxie** und der **schlechten Systemperfusion** können den klinischen Zeichen vorausgehen:

— Differenz zwischen arterieller und gemischtvenöser Sauerstoffsättigung von ≥30 % (normal: 20–27 %),
— metabolische Azidose (Basenexzess von mehr als –5 mmol/l; korreliert mit inadäquater Oxygenierung und Gewebeperfusion sowie erhöhter Morbidität; Takami u. Ina 2002),
— Laktatspiegelanstieg auf >2 mmol/l bei 2 aufeinander folgenden Blutgasanalysen (Serumlaktatwerte von >4,5–6 mmol/l erwiesen sich als prädiktiv für Morbidität und Letalität; Cheung et al. 2005; Hoffmann et al. 2002).

Eine vermehrte Laktatproduktion besteht jedoch nicht nur bei verminderter Gewebeperfusion, sondern auch bei erhöhten metabolischen Anforderungen wie Hyperthermie oder vermehrter Muskelaktivität (Krampfanfälle, Zittern). Ebenso kommt es bei Adrenalinzufuhr durch eine erhöhte Glykogenolyse zur Erhöhung der Laktatwerte. Da die Laktatelimination über Leber und Niere erfolgt, führen auch deren Funktionsstörungen zu einer Laktatspiegelerhöhung.

Wesentliche Bestandteile des postoperativen Monitorings sind daher die **indirekte Beurteilung des HZV** mittels Palpation (Temperaturdifferenz zur Peripherie, Zentralisation, Rekapillarisierung, venöses »refill«) und die **indirekte Messung des HZV** über die Bestimmung der gemischtvenösen Sauerstoffsättigung und des Serumlaktatspiegels im Verlauf als Marker des ausreichenden Sauerstofftransports. Ein direktes Monitoring des HZV mittels Thermodilution (Swan-Ganz-Katheter) sowie ein kontinuierliches Monitoring der Sauerstoffsättigung kommen in der Kinderherzchirurgie nicht routinemäßig zur Anwendung (Hausdorf 2000; Ravinshankar et al. 2003; Stocker u. Shekerdemian 2006).

Es erfolgt ein **kontinuierliches hämodynamisches Monitoring** der Herzfrequenz (ggf. über Schrittmacherfunktion) sowie des arteriellen Systemdrucks und der Füllungsdrücke (rechts- und linksventrikuläre Vorlast; ◙ Tab. 2.1). Die Ableitung eines intrakardialen EKG (Arrhythmiediagnostik) und eine Dopplerechokardiographie (»velocity time integral« über der Aortenklappe) kommen bei Bedarf hinzu, ebenso das invasive/nichtinvasive Monitoring des pulmonalvaskulären Widerstands (Swan-Ganz-Katheter/Dopplerechokardiographie zur Bestimmung des Druckgradienten über Trikuspidal- und Pulmonalklappe).

◗ **Tab. 2.1** Ursachen der Veränderung rechts- und linksatrialer Füllungsdrücke

Druckveränderung	Ursachen
Erniedrigte Drucke rechtsatrial/zentralvenös und linksatrial	– Hypovolämie – Systemische Vasodilatation – Blutung – Polyurie
Erhöhter rechtsatrialer/zentralvenöser Druck	– Hypervolämie – Tamponade – Rechtsventrikuläre Dysfunktion – Erhöhte Nachlast (erhöhter pulmonalvaskulärer Widerstand) – Dysrhythmie – Unzureichende Analgosedierung – Tamponade – Trikuspidal-/AV-Klappen-Stenose bzw. -Insuffizienz
Erhöhter rechtsatrialer/erniedrigter linksatrialer Druck	– Pulmonale Hypertonie
Erhöhter pulmonalarterieller Druck	– Linksventrikuläre Dysfunktion – Primäre/persistierende pulmonale Hypertonie – Periphere Pulmonalstenose – Hypoventilation/respiratorische Azidose – Mechanische Atemwegsobstruktion (Atelektase, Pneumothorax, Pleuraerguss) – Unzureichende Analgosedierung
Erniedrigter pulmonalarterieller Druck	– Hypovolämie – Erniedrigtes Herzzeitvolumen
Erhöhter linksatrialer Druck	– Hypervolämie – Tamponade – Linksventrikuläre Dysfunktion – Erhöhte Nachlast (erhöhter systemvaskulärer Widerstand) – Dysrhythmie – Mitral-/AV-Klappen-Stenose bzw. -Insuffizienz

2.3.2 **Therapie**

Postoperative Behandlungsstrategien des LCOS zielen auf:
- Limitierung des Sauerstoffverbrauchs,
- Optimierung der Kontraktilität,
- Verbesserung der diastolischen Funktion,
- Aufrechterhaltung einer adäquaten Vorlast,
- Minderung der Nachlast.

Herzfrequenz und -rhythmus müssen regularisiert sowie ggf. durch sequenzielle Stimulation optimiert werden. Residuelle anatomische Läsionen sind echokardiographisch (transthorakal, transösophageal) in ihrer Relevanz einzuschätzen und ggf. durch frühzeitige Herzkatheteruntersuchung auszuschließen.

> **Prävention, rasches Erkennen der Entwicklung eines LCOS und frühe Behandlung sind daher entscheidend, um Herzstillstand, kardiopulmonale Reanimation und extrakorporale Kreislaufunterstützung zu verhindern bzw. letztere Maßnahme vor einer irreversiblen kardialen oder extrakardialen Schädigung einzusetzen.**

Limitierung des Sauerstoffverbrauchs

Hierzu gehören eine adäquate Analgosedierung und mechanische Beatmung, die Kontrolle der Körpertemperatur (Normothermie, ggf. induzierte Hypothermie) und eine angemessene Katecholamintherapie.

Optimierung von Vor- und Nachlast

Eine Optimierung der Vorlast ist notwendig, um eine ausreichende Myokardfaserdehnung vor jeder Kontraktion zu gewährleisten. Flüssigkeitsverlust und unzureichender Flüssigkeitsersatz, wie anhand des rechtsatrialen, linksatrialen oder zentralvenösen Drucks abzuleiten, sind durch kolloidalen oder kristallinen Flüssigkeitsersatz auszugleichen. Vasoaktive Substanzen können durch Erhöhung der Gefäßkapazität gleichfalls die Vorlast vermindern. Die Überwachung von rechtsatrialem Füllungsdruck bzw. zentralem Venendruck (ZVD), Blutdruck und Herzfrequenz erlaubt unter Volumengabe (z. B. 5–10 ml/kg KG als Bolus) die Einschätzung einer optimalen Vorlast. Postoperative »Extravolumengaben« sind oftmals nach Fallot-Korrektur, Anlage einer Glenn-Anastomose oder Fontan-Operation notwendig (Ravinshankar et al. 2003).

Pulmonal- und systemvaskulärer Widerstand können durch Azidose, Hypoxie, Hypothermie und unzureichende Analgesie ansteigen. Dadurch erhöht sich die Myokardarbeit, und die Auswurfleistung ist eingeschränkt. Die

vaskulären Widerstands oder die Gabe von Vasodilatatoren zur Senkung des systemarteriellen Widerstands einschließen (s. unten).

Verbesserung der Inotropie, Steuerung der Nachlast

Die Behandlung der myokardialen Dysfunktion zielt auf die Verbesserung der Inotropie und die Nachlastsenkung nach Optimierung der Vorlast und Ausgleich der Blutgaswerte. Die Herzfrequenz variiert mit dem Alter der Kinder. So ist eine postoperative Tachykardie bis 200/min bei einem Neugeborenen zur Steigerung des Herzzeitvolumens zumeist zu tolerieren. Bei einem älteren Kind dagegen führt sie durch Minderung der ventrikulären Füllung zur Abnahme des Herzzeitvolumens. Supraventrikuläre Tachykardien werden pharmakologisch (Adenosin, Amiodarone; s. unten) oder bei hämodynamisch instabilen Patienten durch Kardioversion regularisiert. Bradyarrhythmien lassen sich durch epikardiale Herzschrittmacher-Stimulation vermeiden. Besteht eine atrioventrikuläre Asynchronie (bei junktionaler ektoper Tachykardie, langsamem junktionalen Rhythmus oder AV-Block 3. Grades), erfolgt möglichst eine sequenzielle (atrioventrikuläre) Herzschrittmacher-Stimulation. Eine Verbesserung der Kontraktilität wird pharmakologisch zumeist durch **Katecholamine** herbeigeführt (◐ Tab. 2.2). Ihr Effekt ist dosisabhängig, und sie können bei höherer Dosierung unerwünschte Nebenwirkungen hervorrufen (Bailey et al. 1999; Chang et al. 1995; Penny et al. 2001):

— Erhöhung des myokardialen Sauerstoffverbrauchs,
— Herzfrequenzanstieg,
— Arrhythmien,
— systemarterielle Widerstandserhöhung/Hypertension,
— Down-Regulation β-adrenerger Rezeptoren

Dopamin verbessert in geringer Dosis (2–5 µg/kg KG/min) die zerebrale und abdominale/renale Durchblutung. In höherer Dosierung (5–10 µg/kg KG/min) überwiegt zunehmend die α-mimetische Wirkung mit Inotropie und peripherer Vasokonstriktion (>10 µg/kg KG/min) sowie dem Risiko von Arrhythmien. Intrapulmonale Shunts wurden beschrieben.

> **Bei Sepsis soll Dopamin einen ungünstigen Effekt auf die intestinale Perfuion haben (Dolye et al. 1995; Lee u. Mason 2001).**

Dobutamin (reine β-Rezeptor-Stimulation) kombiniert die Wirkungen »Chronotropie«, »Kontraktilität« und »Vasodilatation«. Es wird zudem als arrhythmogen eingestuft (niedrige/hohe Dosierung: 5/20 µg/kg KG/min). Frühpostoperativ kann es daher zu einem weiteren Abfall der Perfusionsdrücke kommen, sodass hier eher Adrenalin angezeigt ist. Bei therapierefraktärem LCOS wird Dobutamin bei Down-Regulation der β-Rezeptoren eine positiv inotrope

◻ **Tab. 2.2** Stärke der Rezeptorantwort nach Gabe von Katecholaminen. Mod. nach Beke et al. (2005)

Katechola-mine	α-Rezeptor (Antwort: Inotropie, Vasokon-striktion)	β₁-Rezeptor (Antwort: Inotropie, Chronotropie)	β₂-Rezeptor (Antwort: Vasodila-tation)	Dopaminer-ger Rezeptor (Antwort: periphere/ renale Vaso-dilatation)
Dopamin	0–3	2–3	1	3
Dobutamin	0–1	3	1	0
Adrenalin	3	3	0	0
Noradrenalin	3	3	1	0

sein (Berg et al. 1993; Hausdorf 2000; Leonhard et al. 1997). Die Kombination von Dobutamin (myokardiale cAMP-Freisetzung) und einem Phosphodi-esterasehemmer kann durch Nachlastsenkung und Steigerung der Kontraktili-tät synergistisch wirken.

Adrenalin (0,05–1,0 µg/kg KG/min) hat über die α- und β-Rezeptoren-Stimulation einen ausgeprägt positiv inotropen Effekt. Der periphere Wider-stand steigt durch α-Rezeptoren-Stimulation an. Ohne vorangehenden Ausgleich der Vorlast kann folglich eine Kreislaufzentralisation mit der Folge eines Nieren-versagens eintreten. Der chronotrope Effekt ist im Neugeborenenalter u. U. zur Steigerung des Herzzeitvolumens nützlich. Andererseits kann die Tachykardie mit einer postoperativen Ischämie korrelieren. Insgesamt gelten die chrono-tropen und arrhythmogenen Effekte bei Adrenalin im Vergleich zu anderen Katecholaminen als geringer. Beeinträchtigung der diastolischen Funktion, Er-höhung der Füllungsdrücke, Erhöhung des myokardialen Sauerstoffverbrauchs und der Laktatproduktion sowie Steigerung des pulmonal- und systemvaskulä-ren Widerstands sind jedoch unerwünschte, dosisabhängige Effekte (Chang et al. 1995; Wernovsky u. Hoffman 2001; Wessel 2001).

Milrinon ist ein Phosphodiesterase-III-Hemmer, wodurch als direkter myokardialer Effekt eine Erhöhung des intrazellulären cAMP- und Kalzium-spiegels mit Steigerung der myokardialen Kontraktilität eintritt. Zugleich setzt eine cGMP-vermittelte Gefäßmuskelrelaxation ein. Inotropie und eine Ab-nahme des systemvaskulären Widerstands sowie der intrakardialen Füllungs-drücke durch Verbesserung der ventrikulären Relaxation sind die Folgen. Nach Gabe eines Bolus (50 µg/kg KG über 60 min) und einer Infusion (0,25–

volumens sowie eine Abnahme der Füllungsdrücke wie auch des system- und des pulmonalvaskulären Widerstands. Das Risiko für die Entwicklung von Arrhythmien, Hypotension oder Thrombozytopenie (Risiko steigt mit der Dauer der Gabe) ist im Kindesalter gering. Bereits die prophylaktische Anwendung von Milrinone kann das Risiko für die Entwicklung eines LCOS deutlich senken, erwies sich als sicher und effektiv und reduzierte die postoperative Morbidität und Letalität (Bailey et al. 1999; Chang et al. 1995; Duggal e al. 2005; Hoffman et al. 2002, 2003).

Enoximone ist gleichfalls ein myokardspezifischer Phosphodiesterase-III-Hemmer und wurde bei gleichem Indikationsspektrum von Milrinone ersetzt, dies nicht zuletzt auch wegen der zwar immer noch im Stundenbereich liegenden, jedoch vergleichsweise kürzeren Halbwertszeit.

Orciprenalin (Alupent) wird ausschließlich zur Steigerung der Herzfrequenz eingesetzt. Es bedingt als β-Rezeptor-Stimulator eine Senkung des Perfusionsdrucks.

Bei **Noradrenalin** (0,01–1,0 µg/kg KG/min) steht die α-Stimulation mit geringerem inotropen Effekt im Vordergrund, sodass die Anwendung bei LCOS extrem eingeschränkt bis kontraindiziert ist. Myokardialer Sauerstoffverbrauch und Laktatproduktion nehmen zu. Die Anwendung beschränkt sich auf die Aufrechterhaltung eines adäquaten arteriellen Perfusionsdrucks, z. B. bei Sepsis oder nach Anlage eines eher kleinen aortopulmonalen Shunts zur Verbesserung der Lungenperfusion.

Arginin-Vasopressin als potenter Vasokonstriktor kann bei Kindern mit katecholaminresistenter systemischer Vasodilatation nach Operation an der Herz-Lungen-Maschine bei niedrigem Spiegel des zirkulierenden Vasopressins angezeigt sein. Ein signifikanter Blutdruckanstieg ist zu verzeichnen. Gleichzeitig werden eine Abnahme der Herzfrequenz, eine Zunahme des »cardiac index« sowie eine Reduktion der Katecholamindosis und der Arrhythmieneigung beobachtet, was zur Verbesserung der myokardialen Funktion beiträgt. Die Dosierung beginnt einschleichend (0,0001 U/kg KG/min, im Median max. 0,0003–0,001 U/kg KG/min; Dunser et al. 2003; Lechner et al. 2007; Rosenzweig et al. 1999).

Vasodilatoren wie Nitroglyzerin und Natriumnitroprussid werden zur Nachlastsenkung über Verminderung des endsystolischen Drucks eingesetzt. Der arterielle Mitteldruck zur Organperfusion bleibt idealerweise unverändert. Nitroglyzerin (5–20 µg/kg KG/min) bewirkt im Wesentlichen eine Minderung der Vorlast. Der Effekt der Senkung des peripheren Widerstands kann bei der Behandlung der postoperativen Kreislaufzentralisation genutzt werden. Natriumnitroprussid (0,5–10 µg/kg KG/min) wirkt relaxierend auf die glatte Muskulatur der Arterien und Venen und vermindert die Vorlast sowie den system- und pulmonalvaskulären Widerstand (Nachlast). Hohe

wendung (>72–96 h) und Überschreiten einer Gesamtdosis von 0,5 mg/kg KG besteht das Risiko einer Zyanidintoxikation, sodass im Verhältnis 10 : 1 simultan Thiosulfat infundiert werden muss. Ein Monitoring erfolgt über die Thiozyanatspiegelbestimmung. Eine Titration der Dosis sollte wegen der Nebeneffekte wie pulmonale Vasodilatation, intrapulmonale Shunt-Entwicklung sowie Abnahme des arteriellen Sauerstoffpartialdrucks und der zerebralen Vasodilatation erfolgen (Wessel 2001).

Ein transienter Hypothyreoidismus nach extrakorporaler Zirkulation ist für das Kindes- und Erwachsenenalter beschrieben. Niedrige Trijodthyroninspiegel in der frühpostoperativen Phase können zur Entwicklung eines LCOS beitragen und sind mit längerer Beatmungsdauer, höherem Bedarf an inotroper Unterstützung sowie längerer intensivmedizinischer Behandlung verbunden. Mögliche Ursachen sind Hämodilution, Freisetzung von Zytokinen und Tumornekrosefaktor sowie exogene Dopaminzufuhr mit Einfluss auf die Schilddrüsenfunktion und die Hormonspiegel (Murzi et al. 1995). Die Gabe von **Trijodthyronin** kann durch eine Erhöhung des systolischen Blutdrucks sowie eine verbesserte Nierenperfusion und glomeruläre Filtrationsrate einen günstigen Einfluss auf die postoperative Flüssigkeitsbilanz haben, ebenso auf den »cardiac index«. Empfohlen wird die Infusion von Trijodthyronin in den ersten 72 h postoperativ, orientiert am Hormonspiegel (Mackie et al. 2005).

Neuere Behandlungsstrategien

Ein ideales Konzept zur **Behandlung der ventrikulären Dysfunktion** beinhaltet:

- venöse und arterielle Vasodilatation,
- Vermeidung einer Herzfrequenzerhöhung und eines Anstiegs des myokardialen Sauerstoffbedarfs,
- Vermeidung einer Arrhythmogenität,
- Minderung der neurohormonalen Aktivierung,
- Verbesserung der Diurese,
- Erreichen des Ausbleibens einer Tachyphylaxie.

Die »Standardtherapie« mit positiv inotrop wirksamen Substanzen wie Dobutamin und Milrinone kann durch Erhöhung des intrazellulären Kalziumspiegels den myokardialen Sauerstoffbedarf erhöhen, die Relaxation beeinträchtigen und arrhythmogen wirken (Moffett u. Chang 2006).

Kalzium-Sensitizer wie **Levosimendan** verlängern die myokardialen Kalziumeffekte, führen nicht zu einer Erhöhung intrazellulärer Kalziumspiegel und sind weniger arrhythmogen. Als Inodilatoren erhöhen sie nicht den myokardialen Sauerstoffverbrauch. Sie wirken auch koronararteriell und pul-

(Bildung aktiver Metabolite). Einige plazebokontrollierte Studien für das Erwachsenenalter liegen vor; für das Kindesalter existieren bisher nur wenige Berichte (Follath et al. 2005; Moffett u. Chang 2006; Rossano u. Chang 2006; Turanlahti et al. 2004). Milrinone und Levosimendan können möglicherweise in günstiger Weise kombiniert werden (Stocker et al. 2007).

Nesiritide, ein humanes rekombinantes B-natriuretisches Peptid, wirkt venös, arteriell und koronararteriell vasodilatierend mit Abnahme der Vor- und Nachlast. Es vermindert die sympathische Stimulation mit Hemmung des Renin-Angiotensin-Aldosteron-Systems und wirkt natriuretisch sowie diuretisch (Mahle et al. 2005; Moffett u. Chang 2006; Simsic et al. 2006). Darüber hinaus macht das pharmakologische Profil mit relativ kurzer Halbwertszeit die Substanz für die postoperative Phase sehr attraktiv. Noch am kardiopulmonalen Bypass als Bolusgabe (1 μg/kg KG) begonnen, gefolgt von einer Infusion (bis 0,02 μg/kg KG/min) für 24 h, wurden keine hämodynamischen Komplikationen beobachtet (Mahle et al. 2005; Simsic et al. 2006).

2.4 Systemische Entzündungsreaktion (»systemic inflammatory response syndrome«, SIRS) und »capillary leak syndrome«

2.4.1 Ursachen der systemischen Entzündungsreaktion

Die extrakorporale Zirkulation und der tief hypotherme Kreislaufstillstand bei Korrekturoperationen im Neugeborenen- und Kindesalter induzieren eine zytokinvermittelte proinflammatorische Reaktion mit Aktivierung einer systemischen Entzündungskaskade und leukozytenvermittelter Endotheldysfunktion, was zum »capillary leak syndrome« führen und/oder Myokard-, Lungen- oder Nierenfunktionsstörungen oder zerebrale Auffälligkeiten bedingen kann (Carvalho et al. 2001; Chang 2003).

Verschiedene Untersuchungen beschreiben die molekularen Mechanismen der Entzündungskaskade (»postcardiopulmonary bypass inflammation«), die altersabhängig ablaufen. Als wesentliche Mediatoren sind Interleukin 6, Interleukin 8, Tumornekrosefaktor, Adhäsionsmoleküle wie Integrine und Selectine sowie Immunglobuline beschrieben. Zudem ist eine Komplementaktivierung zu beobachten (Bronicki et al. 2000; Carvalho et al. 2001; Neuhof et al. 2003; Tarnok et al. 1999).

Der präoperative Zustand (pulmonale Hypertonie, dekompensierte Herzinsuffizienz, Zyanose oder Sepsis) kann den Ausprägungsgrad beeinflussen, zudem sind genetische Polymorphismen anzunehmen (Chang 2003; Mou et al. 2002). Die verstärkte Komplementaktivierung bei Patienten mit C4-Mangel

syndrome« triggern (Zhang et al. 2005). Bisher existieren jedoch keine Strategien, um Patienten mit einem hohen Risiko für die Entwicklung eines SIRS nach extrakorporaler Zirkulation zu identifizieren.

Die Folge der durch Zytokinaktivierung induzierten biologischen Abläufe führt durch die gesteigerte mikrovaskuläre Permeabilität zu einer interstitiellen Flüssigkeitsretention, die durch einen verzögerten Thoraxverschluss, eine verlängerte Beatmungsdauer und eine medikamentöse Kreislaufunterstützung mit den unerwünschten Folgen der gesteigerten Katecholamintherapie, dem Risiko einer Infektion und der längeren Verweildauer auf der Intensivstation die postoperative Morbidität erhöhen oder sogar zum Multiorganversagen führen kann (Casey 1993; Dickerson u. Chang 2005). Therapeutisch abzugrenzen sind primär myokardial bedingte Zustände der erhöhten rechtsseitigen Vorlast, die zu Ödemen führen, z. B. frühpostoperativ nach neonataler Fallot-Korrektur.

2.4.2 Antiinflammatorische Behandlungsstrategien

Verschiedene antiinflammatorische Strategien und pharmokologische Ansätze haben die Minderung der inflammatorischen Reaktion auf die extrakorporale Zirkulation zum Ziel. Hierzu gehören die Verwendung heparinbeschichteter Systeme für die extrakorporale Zirkulation und der konventionellen sowie modifizierten Ultrafiltration, die Gabe von Steroiden und monoklonalen Antikörpern sowie die Leukozytendepletion (Berdat et al. 2004; Bronicki et al. 2000; Chaney 2002; Checchia et al. 2003; Grossi et al. 2000; Lindberg et al. 2003; Thompson et al. 2001). Auf diese Weise wird die Zytokinreaktion bei Verwendung heparinbeschichteter Systeme für die extrakorporale Zirkulation vermindert. Zudem werden Lungenfunktion und Gerinnungssystem stabilisiert, wenn auch kein eindeutiger Rückgang der Inzidenz des SIRS zu beobachten ist (Grossi et al. 2000; Horton et al. 1999).

Die **konventionelle Ultrafiltration** während des Wiederaufwärmens erlaubt einen limitierten Flüssigkeitsentzug. Naik et al. (1991) führten daher mit dem Ziel eines größeren Flüssigkeitsentzugs die **modifizierte Ultrafiltration** nach Beendigung der extrakorporalen Zirkulation ein. Die Vorteile dieser Modifikation wurden in einer Reduktion des Gesamtkörperwassers, einer Abnahme des postoperativen Transfusionsbedarfs, einem höheren systemischen Blutdruck, einer Stabilisierung der Vorlast, einer Verbesserung der Lungen-Compliance und des Gasaustausches sowie einer Entfernung vasoaktiver Substanzen und inflammatorischer Zytokine gesehen (Huang et al. 2003; Mahmoud et al. 2005; Thompson et al. 2001). Strategien der Ultrafiltration sollten, da generelle Empfehlungen fehlen, von dem primären Ziel

tration sind sowohl mittels konventioneller als auch mittels modifizierter Ultrafiltration zu erreichen. Eine Elimination vasokativer Substanzen oder inflammatorischer Faktoren lässt sich frühzeitiger mittels konventioneller Ultrafiltration erzielen. Die kombinierte konventionelle und modifizierte Ultrafiltration gilt gegenwärtig als effektivste Strategie, besonders für Neugeborene und Patienten mit präoperativer pulmonaler Hypertonie und pulmonaler Rezirkulation sowie bei langer extrakorporaler Zirkulation (Berdat et al. 2004; Gaynor 2003; Thompson et al. 2001).

Die Kriterien zur Anwendung von **Steroiden** variieren stark. Ein standardisiertes Vorgehen hinsichtlich Zeit der Applikation (vor, während oder nach extrakorporaler Zirkulation oder in Kombination), Dosierung und Art des Steroids bestehen nicht (Checchia et al. 2005; Dickerson u. Chang 2005). Der beschriebene Effekt der Steroide umfasst (Bronicki et al. 2000; Chaney 2002; Seri et al. 2001; Shore et al. 2001):

- Reduktion proinflammatorischer Zytokine und der inflammatorischen Kapillarpermeabilität,
- Zunahme antiinflammatorischer Zytokine,
- Steigerung der pulmonalen Compliance,
- Schutz der Myokardfunktion,
- Verkürzung der Beatmungsdauer,
- Zunahme β-adrenerger Rezeptoren,
- Verstärkung verschiedener molekularer Prozesse.

Die kombinierte prä- und intraoperative Steroidgabe scheint am effektivsten. Die maximale Wirkung von Methylprednisolon wird nach 1–4 h erreicht (Checchia et al. 2005; Lindberg et al. 2003). Die Dosisangaben variieren bei einem Dosisäquivalent von 1–30 mg Methylprednisolon/kg KG. Dexamethason wurde mit einer Dosis von 1 mg/kg KG gegeben. Ob sich die Steroideffekte auf die Phase der Reperfusion oder auf die postoperative Periode ausdehnen, ist nicht bekannt. Bei postoperativer Gabe wird bei schwerer hämodynamischer Kompromittierung nach Operation im Neugeborenenalter und bei katecholaminrefraktärem LCOS eine Verbesserung der hämodynamischen Parameter mit Anstieg des systolischen Blutdrucks und Abnahme der Herzfrequenz herbeigeführt (»rescue protocol hydrocortisone«: Hydrokortison in einer Dosierung von 100 mg/m^2 KOF/Tag für 2 Tage, 50 mg/m^2 KOF/Tag für 2 Tage und 25 mg/m^2 KOF/Tag für einen Tag oder 100 mg/m^2 KOF/Tag für einen Tag, 50 mg/m^2 KOF/Tag für 2 Tage und 25 mg/m^2 KOF/Tag für 2 Tage; Suominen et al. 2005). Zu den unerwünschten Effekten der Steroidmedikation gehören die Entwicklung einer Hyperglykämie, eine Immunsuppression und eine mögliche Beeinträchtigung der Wundheilung (Checchia et al. 2005).

2.5 Postoperative Blutungskomplikationen, Antikoagulation und Gerinnung

2.5.1 Ursachen postoperativer Blutungskomplikationen

Operationen unter extrakorporaler Zirkulation machen eine vollständige Heparinisierung erforderlich, die bei Abgang von der Herz-Lungen-Maschine durch Gabe von Protamin teilweise oder vollständig antagonisiert wird. Dazu stehen intraoperativ direkte Heparinspiegelmessungen zur Verfügung. Darüber hinaus werden Blutungen nach extrakorporaler Zirkulation durch Auslösung einer Thrombozytenfunktionsstörung und einer Thrombozytopenie, Komplementaktivierung, Hämodilution, Aktivierung des Gerinnungs- und Fibrinolysesystems sowie Verbrauch von Gerinnungsfaktoren begünstigt (Chang 2005; Pychynska-Pokorska et al. 2004). Im Neugeborenen- und Säuglingsalter treten hinzu:

- Unreife des Gerinnungssystems,
- verminderte Heparin-Clearance,
- relativ ausgeprägtere Hämodilution,
- tiefe Hypothermie und Kreislaufstillstand mit gesteigerter Entzündungsreaktion (SIRS mit erhöhter Gefäßpermeabilität),
- Unreife oder verminderte Funktion von Nieren und Leber.

Zu bedenken ist ferner eine die Thrombozytenfunktion beeinträchtigende vorangehende Prostaglandintherapie oder Polyglobulie (Bulutcu et al. 2005, Despotis et al. 2001; Williams et al. 1999). Die Hämodilution bedingt eine Verminderung der Konzentration an Fibrinogen, Gerinnungsfaktoren und Thrombozyten. Entzündungsmediatoren führen zu einer erhöhten Gefäßpermeabilität, einer Thrombozytenaktivierung und einer gesteigerten Fibrinolyse. Zusätzlich kann eine Thrombozytenfunktionsstörung durch eine vorbestehende Zyanose oder bei Asplenie oder Polysplenie (Heterotaxiesyndrome) vorliegen.

2.5.2 Therapie von Blutungskomplikationen

Postoperative Blutungskomplikationen machen eine erweiterte Labordiagnostik mit Bestimmung der Prothrombinzeit und der partiellen Thromboplastinzeit sowie der Konzentrationen von Fibrinogen, Fibrinspaltprodukten und D-Dimeren erforderlich. Die Beurteilung des Thrombelastogramms kann bei der Entscheidung für spezifische Blutprodukte hilfreich sein. Die Infusion von gefrorenem Frischplasma (10–15 ml/kg KG) und die Gabe von **Thrombo-**

Maßnahmen. Blutverluste mit Abnahme des Hämoglobinwertes werden durch Bluttransfusion ausgeglichen. Eine unzureichende Antwort auf die Gabe von Frischplasma und Thrombozytenkonzentrat kann eine chirurgische Revision erforderlich machen, die jedoch in <50 % der Fälle eine umschriebene Blutungsquelle offenlegt. Ein Kriterium hierfür ist ein Blutverlust über die liegenden Drainagen in den ersten postoperativen Stunden von 50–70 ml/h für Säuglinge mit einem Körpergewicht von <5 kg, 60–100 ml/h für Kinder mit einem Gewicht bis 10 kg und 160–270 ml/h bei einem Körpergewicht bis 25 kg bzw. ein Blutverlust von 5–10 ml/kg KG/h (Kirklin u. Barratt-Boyes 1993).

Zur Wiederherstellung der Hämostase nach Operationen an der Herz-Lungen-Maschine kommen in Ausnahmefällen verschiedene **pharmakologische Substanzen** zur Anwendung. Aprotinin (Trasylol) wurde kontrovers diskutiert. Es scheint in hohen Dosen die Gerinnungsaktivierung abzuschwächen und den perioperativen Blutverlust sowie den Transfusionsbedarf zu reduzieren, birgt aber das Risiko anaphylaktischer Reaktionen und zeigt alters- sowie gewichtsabhängig variable Plasmakonzentrationen (Codispoti u. Mankad 2000; Mossinger et al. 2003). Vergleichbares gilt für Antifibrinolytika wie ε-Aminocapronsäure und Tranexamsäure, die – prophylaktisch angewandt – den postoperativen Blutverlust und den Substitutionsbedarf vermindern (Despotis et al. 2001; Ririe et al. 2002; Williams et al. 1999). Aprotinin wurde wegen vermuteter erhöhter Todesfallraten in der Herzchirurgie Ende 2007 zumindest temporär vom Markt genommen. Keine einheitlichen Erfahrungen liegen darüber hinaus für Desmopressin vor, das zu einer Konzentrationserhöhung von Faktor VIIIC und von-Willebrand-Faktor führt (Reid et al. 1997).

Erzielen Transfusion und eine optimale Gerinnungsfaktorensubstitution keine Hämostase, kann **rekombinanter Faktor VII** eine bedrohliche nichtchirurgische Blutung effektiv und sofort kontrollieren (Douri et al. 2000; Tobias et al. 2003). Die Erfahrungen sind bisher jedoch begrenzt. Ein akutes (lokales) Thromboserisiko ist beschrieben und insbesondere bei Patienten nach aortopulmonaler Shunt-Anlage oder kavopulmonaler Anastomose zu bedenken, sodass die Anwendung auf lebensbedrohliche, nichtchirurgische und durch die Standardtherapie nicht beherrschbare Blutungskomplikationen beschränkt werden sollte (Stocker u. Shekerdemian 2006; Tobias et al. 2003). Der Wirkungsmechanismus ist nicht vollständig bekannt und nicht durch die alleinige Erhöhung der Faktor-VII-Konzentration erklärbar. Rekombinanter Faktor VII kann möglicherweise die Thrombozytenfunktion verbessern, eine Faktor-X- und -Xa-Aktivierung herbeiführen und die Thrombinbildung fördern (Monroe et al. 1997; Pychynska-Pokorska et al .2004). Auch hier wird eine weitere Beurteilung nur durch prospektive, randomisierte, multizentrische Studien möglich sein.

2.6 Temporäre Thoraxwandplastik

Der primäre Thorax-/Sternumverschluss kann bei Neugeborenen und jungen Säuglingen nach komplexen Eingriffen manchmal nicht möglich sein, da aufgrund myokardialer Schwellung, pulmonaler Überwässerung und Thoraxwandödem eine kardiale und pulmonale Kompromittierung entsteht. Diese äußert sich als Anstieg der Füllungsdrücke sowie als Abnahme des arteriellen Blutdrucks und/oder der zentralvenösen und arteriellen Sättigung. Ein zweizeitiger Sternumverschluss (»delayed sternal closure«) und eine temporäre Thoraxwandplastik erfolgen daher ggf. schon primär bei Zunahme des kardialen Volumens aufgrund einer Dilatation oder einer Myokardschwellung, bei myokardialer Dysfunktion mit hohem Katecholaminbedarf, bei hämodynamischer Instabilität, bei Abnahme der zentralvenösen Sauerstoffsättigung und bei zunehmendem Beatmungsdruck, aber auch bei nichtchirurgisch bedingter Blutungsneigung (Samir et al. 2002; Tabbutt et al. 1997; Ziemer et al. 1992). Als Risikofaktoren, die einen zweizeitigen Thoraxverschluss erforderlich machen können, wurden in einer umfangreichen Studie die kardiopulmonale Bypasszeit (>185 min), die Aortenklemmzeit (>98 min), die zentralvenöse Sauerstoffsättigung (<51 %) sowie ein Alter zum Zeitpunkt der Operation von <7 Tagen identifiziert. In >30 % der Fälle wurde nach komplexer neonataler Operation von einem primären Thoraxverschluss abgesehen (Samir et al. 2002). Die sekundäre Entscheidung zum zweizeitigen Thoraxverschluss (z. B. bei Pseudotamponade/LCOS mit Hypoperfusion, Hypoxie, Azidose, Erhöhung der Füllungsdrücke und Oligurie) birgt ein höheres postoperatives Letalitätsrisiko (Samir et al. 2002). Nach 1–4 Tagen kann bei stabilen hämodynamischen Verhältnissen (in den vorangegangenen 24 h), bei negativer Flüssigkeitsbilanz (zentraler Venendruck von <9 mmHg, unabhängig vom Bestehen peripherer Ödeme), bei adäquater Gerinnung und bei Verbesserung der respiratorischen Parameter unter Monitoring der zentralvenösen Drücke (Anstieg des zentralen Venendrucks um <2 mmHg), der Sauerstoffsättigung und des arteriellen Blutdrucks (Absinken des arteriellen Mitteldrucks um <5 mmHg) zumeist der sekundäre Thoraxverschluss erfolgen (Ziemer et al. 1992). Zur Vermeidung einer transportbedingten Kreislaufinstabilität, die eine Beurteilung der Verschließbarkeit des Thorax erschweren bis unmöglich machen würde, sollte der definitive sekundäre Thoraxverschluss am Intensivbehandlungsplatz im Intensivbett durchgeführt werden. Das Risiko einer Wundinfektion oder Sepsis, einer Re-Exploration wegen Mediastinitis oder einer Sternuminstabilität kann als gering eingestuft werden. Während des Zeitraums des »offenen« Thorax wird die perioperative Infektionsprophylaxe um ein Aminoglykosidantibiotikum erweitert (Christenson et al. 1996; Tabbutt et al. 1997).

2.7   Postoperative Analgesie und Sedierung

Hier soll nur auf die Prinzipien der postoperativen Analgesie und Sedierung (Analgosedierung) hingewiesen werden (Beke et al. 2005; Chang 2005; Diaz 2006; Donald et al. 2007; Huber u. Kretz 2005). Es wird eine Kombination von Medikamenten verwandt, um die jeweilige Dosis so gering wie möglich zu halten. Eine unzureichende Medikation zeigt sich in vegetativen Symptomen wie Tachykardie und Blutdruckanstieg sowie bei mechanischer Ventilation in unzureichender Synchronie zwischen Patient und Beatmungsmodus sowie in einer unkontrollierten Triggerung.

Eine kontinuierliche Sedierung und Analgesie reduziert die endogene Katecholaminfreisetzung und ist postoperativ bei eingeschränkter Myokardleistung und labiler pulmonaler Hypertonie (Vermeidung pulmonaler hypertensiver Krisen) sowie nach komplexen, langwierigen Eingriffen über mindestens 12–24 h angezeigt. Sie wird zudem bei Eingriffen auf der Intensivstation wie Pleura-/Perikardpunktion und Kardioversion sowie bei diagnostischen Maßnahmen wie transösophageale Echokardiographie oder Bronchoskopie fortgesetzt. Eine Intensivierung der Analgesie ist während des zweizeitigen Thoraxverschlusses auf der Intensivstation notwendig, um die ggf. raschen hämodynamischen und respiratorischen Veränderungen auf die reine Mechanik bei Sternumverschluss beziehen zu können.

2.7.1   Frühpostoperative Analgesie

Frühpostoperativ wird zur Analgesie meist **Morphin** verwandt (Bolus: 0,1 mg/ kg KG; Dauerinfusion: 25–100 µg/kg KG/min). Es besteht eine große interindividuelle Variabilität des Opiatbedarfs. Unerwünscht sind dabei der atemdepressive Effekt, die Entwicklung einer Hypotension (verstärkt bei relativem Volumenmangel) und eine begleitende Histaminausschüttung. Der analgetische Effekt ist dosisabhängig, der sedative stärker als bei synthetischen Opiaten. Eine Beeinträchtigung der Darmmotilität besteht bei allen Opiaten. Neugeborene zeigen bei Unreife der Leber und der Nieren eine prolongierte Wirkung. Bei Niereninsuffizienz kann es zur Akkumulation aktiver Metabolite kommen.

Fentanyl in einer Dosierung von 1–5(–10) µg/kg KG (Dauerinfusion: 0,5–5 µg/kg KG/h) hat eine 100fach höhere analgetische Potenz als Morphin, weist eine hohe Lipidlöslichkeit auf und zeigt einen raschen Wirkungseintritt sowie ein rasches Abklingen der Wirkung entsprechend der Re-Distribution. Toleranz und Abhängigkeit entwickeln sich schnell.

Piritramid (Bolus: 0,05–0,1 mg/kg KG/15min; Infusion: 0,01–0,03 mg/ kg KG/h) ist in Kombination mit Propofol (Bolus: 1,5–3 mg/kg KG; Infusion:

Ketamin (Bolus: 1–2 mg/kg KG) zeigt einen raschen Wirkungseintritt und eine relativ kurze Wirkungsdauer und führt zu einem Anstieg des Blutdrucks sowie der Herzfrequenz, kann jedoch auch kardiodepressiv wirken. Der Einfluss auf den pulmonalvaskulären Widerstand ist wahrscheinlich gering. Hypoventilation und bronchiale Hypersekretion können auftreten. Ketanest ist nicht zur Vertiefung der Analgesie beim sekundären Thoraxverschluss geeignet, da die eventuellen Änderungen der Hämodynamik den möglicherweise negativen Effekt des Sternumverschlusses kaschieren können und nach Abklingen der Ketanestwirkung zur Kreislaufdepression führen.

2.7.2 Postoperative Sedierung

Überwiegend besitzen die Analgetika auch sedierende Eigenschaften. Ist eine längere Beatmungsdauer abzusehen oder erfolgen bestimmte Prozeduren, ist eine zusätzliche Sedierung vorzunehmen. Benzodiazepine, die anxiolytisch, antikonvulsiv und hypnotisch wirken, werden häufig angewandt; es kann jedoch eine Atemdepression eintreten, außerdem eine Hypotension bei eingeschränktem Herzzeitvolumen. **Midazolam** (Bolus: 0,05–0,1 mg/kg KG; Dauerinfusion 0,05–0,2 mg/kg KG/h) ist kurz wirksam und kann bei reduziertem Herzzeitvolumen kumulieren sowie nach Tagen eine Tachyphylaxie bedingen oder Entzugssymptome auslösen. Die intermittierende Gabe von **Chloralhydrat** kann die Analgosedierung mit Morphin/Midazolam während der Entwöhnung ergänzen. **Clonidin**, ein α_1- und α_2-Andrenozeptor-Agonist, vermindert den Sympathikotonus bei Steigerung des Parasympathikotonus. Es weist zudem sedierende und analgetische Effekte auf und wird daher zur Prophylaxe des postoperativen »shivering« sowie zur Analgosedierung in einer Dosierung von 0,5–2(–4) µg/kg KG/h angewandt. In diesem Dosierungsbereich wurden bei normovolämischen Kreislaufverhältnissen keine negativen Auswirkungen auf Blutdruck und Herzfrequenz beobachtet. **Etomidat** (0,15–0,3 mg/kg KG) ist als Anästhetikum mit einer minimalen kardiovaskulären und respiratorischen Depression verbunden und zeigt eine nur kurze Wirkung (Anwendung zur Intubation). Es wird meist mit Opioiden kombiniert.

2.7.3 Muskelrelaxation

Eine Muskelrelaxation ist immer dann zu erwägen, wenn postoperativ die Myokardreserve eingeschränkt ist und der Sauerstoffverbrauch reduziert werden soll oder wenn eine pulmonalvaskuläre Hypertension oder Reagibilität besteht, außerdem bei temporärer Thoraxwandplastik bis zum sekundären

sich bezüglich Wirkungseintritt und -dauer. Zumeist werden Substanzen mit intermediärem Wirkungseintritt und intermediärer Wirkdauer (Vecuronium-bromid, 0,1 mg/kg KG) oder langsamerem Wirkungseintritt und langer Wirkdauer (Pancuroniumbromid, 0,1 mg/kg KG) verwandt. Eine unnötig lange Relaxierung führt zu einer längeren Beatmungsdauer, verzögert den enteralen Nahrungsaufbau und kann durch verminderte Clearance, Bildung aktiver Metabolite oder relative Überdosierung zu einer prolongierten Muskelschwäche nach Absetzen des Medikaments führen.

2.8   Perioperative Infektionsprophylaxe

Eine perioperative antibiotische Prophylaxe ist bei allen herzchirurgischen Eingriffen angezeigt. Verabreichungsdauer und Wahl des Antibiotikums werden unterschiedlich gehandhabt. Besonders Säuglinge und Kleinkinder sind durch nosokomiale Infektionen gefährdet, hervorgerufen durch Staphylococcus epidermidis, Staphylococcus areus, Enterokokken oder gramnegative Erreger. Zum einen besteht durch verschiedene Eintrittspforten eine Infektionsgefahr, zum anderen ergibt sich bei Patienten mit angeborenen Herzfehlern ein erhöhtes Endokarditisrisiko, das besonders bei Vorliegen eines intrakardialen Rechts-links-Shunts (Gefahr der hämatogenen Absiedlung oder eines Hirnabszesses) oder nach Implantation von Fremdmaterial (Klappenprothesen, Conduits, Patch-Material) erhöht ist. Eine perioperative Infektionsprophylaxe erfolgt für mindestens 48–72 Stunden. Zentrale Katheter werden nach den intensivmedizinisch üblichen Richtlinien versorgt. Wegen des Risikos einer Kathetersepsis bzw. katheterbedingten Endokarditis bleibt die antibiotische Prophylaxe bis zur Entfernung der zentralen Zugänge bestehen. Grundsätzlich wird ein gegen Staphylokokken wirksames Cephalosporin gewählt. Bei Verdacht auf eine postoperative Infektion (z. B. Fieber 48 h postoperativ oder Temperatur von >39°C) ergänzt man ein Aminoglykosidantibiotikum. Eine antimykotische Prophylaxe wird in Abhängigkeit von der antibiotischen Behandlungsdauer, der Symptomatik etc. hinzugefügt. Infektionen gehen zumeist von zentralen Zugängen, dem Respirationstrakt, ableitenden Harnwegen oder – nach unserer Erfahrung äußerst selten – dem Mediastinum aus. Besteht eine temporäre Thoraxwandplastik, erfolgt primär eine prophylaktische Behandlung mit einem Cephalosporin oder mit Vancomycin in Kombination mit einem Aminoglykosidantibiotikum (Gentamicin). Bei nachgewiesener Infektion wird eine Erweiterung des Antibiotikaspektrums vorgenommen, möglichst entsprechend der Untersuchungsergebnisse von Blut, Trachealsekret, Wundabstrich und Urinkulturen sowie entsprechend des Antibiogramms. Bei Einschränkung der Nierenfunktion ist eine am Medikadikamentendosis vorzunehmen (Finkelstein et al. 2002; Maher et al. 2002; Niederhäuser et al. 1997).

2.9 Arrhythmien

2.9.1 Ursachen und hämodynamische Folgen postoperativer Herzrhythmusstörungen

Herzrhythmusstörungen werden postoperativ relativ häufig beobachtet. Sie können hämodynamisch eine erhebliche Gefährdung hervorrufen und lebensbedrohlich sein oder den postoperativen Verlauf prolongieren. Arrhythmien werden bei bis zu 25 % der Patienten nach Operationen unter Einsatz der Herz-Lungen-Maschine beobachtet und treten meist in den ersten 48 h nach dem Eingriff auf, und zwar als anhaltende oder nichtanhaltende Tachyarrhythmien (supraventrikuläre Tachykardie, Vorhofflattern, junktionale ektope Tachykardie, ventrikuläre Tachykardie) oder seltener als Bradyarrhythmien (kompletter AV-Block, Sinusbradykardie). Begünstigt wird ihr Auftreten durch:

- Hypothermie,
- Myokardischämie,
- Kardiotomie (Vorhof/Ventrikel),
- hämodynamische Instabilität,
- Elektrolytimbalancen,
- Störungen des Säure-Basen-Haushalts,
- Gabe potenziell arrhythmogener Katecholamine.

Präoperativ bestehende Herzrhythmusstörungen können postoperativ erneut auftreten bzw. persistieren (Batra et al. 2006; Beke et al. 2005; Craig et al. 2001; Hoffman et al. 2003; Ravinshankar et al. 2003).

Hämodynamisch steht zumeist der **Verlust der AV-Synchronizität** im Vordergrund. Das Herzzeitvolumen ist hierdurch um 10–20 % vermindert, da eine suffiziente Vorhofkontraktion fehlt. Dies macht sich besonders bei residualen AV-Klappen-Insuffizienzen bemerkbar. Bei tachykarden Herzrhythmusstörungen kommt es zur Verkürzung der ventrikulären diastolischen Füllungsphase und somit zum Absinken des Herzzeitvolumens. Bradyarrhythmien werden durch eine Zunahme des Schlagvolumens zur Aufrechterhaltung des Herzzeitvolumens teilweise kompensiert. Die Ventrikelgröße nimmt jedoch enddiastolisch zu und damit auch der Füllungsdruck. Eine Dehnung der Klappenringe kann zudem neue Klappeninsuffizienzen zur Folge haben. Letztlich sind die hämodynamischen Auswirkungen postoperativer Herzrhythmusstörungen auch von dem zugrunde liegenden Herzfehler und post-

2.9.2 Diagnostik postoperativer Herzrhythmusstörungen

Eine geringe Herzfrequenzvariabilität bei der Monitorüberwachung kann diagnostisch hinweisend sein. Auch die arterielle sowie die zentralvenöse Druckkurve lassen Arrhythmien erkennbar werden. Ein über die passageren epimyokardialen Schrittmacherdrähte abgeleitetes EKG erlaubt die Differenzierung von P-Wellen und QRS-Komplexen sowie deren zeitliche Zuordnung und damit eine präzise Diagnosestellung. Vorhofpotenziale können auch durch ein Ösophagus-EKG detektiert werden. Der transösophageale Elektrodenkatheter kommt dorsal des Vorhofs zu liegen und zeigt deutliche Vorhofpotenziale. Sind keine passageren epikardialen Vorhofelektroden platziert, ist über diesen Elektrodenkatheter auch eine Stimulation/Überstimulation möglich.

2.9.3 Therapiekonzepte

Vor einer spezifischen medikamentösen Therapie sind rasch zu behebende Ursachen hämodynamisch wirksamer postoperativer Arrhythmien zu erkennen und auszugleichen. Hierzu gehören:

- Hypokaliämie mit Begünstigung tachykarder Herzrhythmusstörungen und einer Extrasystolie,
- Hyperkaliämie mit Bradyarrhythmien und Reizschwellenanstieg bei Schrittmacherstimulation,
- Störungen des Säure-Basen-Haushalts mit metabolischer oder respiratorischer Azidose,
- Hypokalzämien.

Myokardiale Dysfunktionen bei LCOS oder Myokardischämien durch eine Koronarperfusionsstörung (anatomische Obstruktion einer Koronararterie, Luftembolie) machen eine Verminderung des Sauerstoffverbrauchs und eine Verbesserung der Myokardfunktion erforderlich. Hierzu zählt auch die Senkung der Vorlast durch Vasodilatoren, wodurch eine durch die Überdehnung der Vorhöfe ausgelöste tachykarde Rhythmusstörung verhindert werden kann. Katecholamingaben können Tachykardien hervorrufen und eine Modifikation der Katecholamintherapie erfordern, z. B. Dosisreduktion oder Wechsel von synthetischen Katecholaminen (Dopamin, Dobutamin) zu Adrenalin.

> **❯** **Der dringende Verdacht auf eine chirurgisch induzierte oder behebbare Koronarperfusionsstörung erfordert eine invasive Diagnostik.**

Therapie tachykarder Herzrhythmusstörungen

Supraventrikuläre Tachykardien beruhen meist auf intraatrialen Reentry-Mechanismen. Sie werden herzfrequenzabhängig mäßig toleriert und bei hämodynamisch stabiler Situation durch vagale Stimulation (Eisbeutel), zumeist medikamentös (Adenosin) oder durch »overdrive pacing« regularisiert. Adenosin (initiale Dosierung: 0,05–0,1 mg/kg KG i. v., max. 0,3 mg/kg KG) induziert einen kurzfristigen AV-Block und kann supraventrikuläre Tachykardien, bei denen der AV-Knoten Bestandteil des Reentry-Mechanismus ist, unterbrechen. Die kurze Halbwertszeit erlaubt die wiederholte Gabe. Da Adenosin keine negativ inotrope Wirkung besitzt, kann es auch bei manifester Herzinsuffizienz gegeben werden. Diagnostisch lässt sich durch Adenosin eine atriale Tachykardie bzw. ein Vorhofflattern demaskieren. Die atriale Tachykardie läuft während eines kurzfristigen AV-Blocks ununterbrochen weiter. Eine Überstimulation durch einen schnellen Vorhofschrittmacher mit Stimulationsfrequenzen von 10–40 Schlägen über der Tachykardiefrequenz (selten >300/min bis 600–800/min: Overdrive-Stimulation) kann durch Refraktärität des Vorhofmyokards eine Unterbrechung der Reentry-Tachykardie induzieren. Bei hämodynamischer Kompromittierung ist die synchrone (R-Zacken-getriggerte) Kardioversion angezeigt (Beke et al. 2005; Perry u. Walsh 1998).

Vorhofflattern als primäre atriale Tachykardie aufgrund eines Makro-Reentry zeigt sich im Oberflächen-EKG mit einem »sägezahnartigen« Muster. Die Vorhoffrequenz kann bei bis zu 300–600/min liegen. Die Ventrikelfrequenz hängt dabei von der AV-Überleitung ab; meist besteht ein 2:1- oder 3:1-Block, eine 1:1-Überleitung so gut wie nie. Andere Formen des intraatrialen Reentry zeigen bei wechselnder P-Wellen-Morphologie variable isoelektrische Intervalle zwischen den P-Wellen (atypisches Vorhofflattern), möglicherweise durch die variable Lage der Nahtlinien und Narben im rechten Vorhof, die Atriotomie, die Kanülierung der V. cava, einen erhöhten Vorhofdruck oder eine Vorhofdilatation bedingt. Bei **Vorhofflimmern** mit Vorhoffrequenzen von 400–700/min ist keine mechanische Vorhofaktivität vorhanden. Die Ventrikelaktionen sind unregelmäßig (absolute Arrhythmie). Ziele der Behandlung sind die Wiederherstellung einer suffizienten Vorhofkontraktion und die Normalisierung der Ventrikelfrequenz. Postoperativ ist bei Vorhofflattern eine atriale Überstimulation mit einer Frequenz von 120 % der Flatterfrequenz angezeigt. Bei hämodynamischer Instabilität erfolgt eine Kardioversion, und ggf. wird eine antiarrhythmische Medikation mit Amiodarone verabreicht. Die Kardioversion und die Gabe von Amiodarone kommen auch bei absoluter Arrhythmie zur Anwendung.

Ektope atriale Tachykardien sind postoperativ selten zu dokumentieren. Sie sind durch eine gesteigerte Automatizität bedingt und zumeist nicht anhal-

strategien schließen eine Digitalisierung, die Reduktion der Katecholaminzufuhr sowie die Gabe von β-Blockern (Esmolol) und Amiodaron zur Kontrolle der ventrikulären Herzfrequenz ein.

Die **junktionale ektope Tachykardie** stellt mittlerweile die häufigste postoperative tachykarde Herzrhythmustörung im Kleinkindesalter dar (Inzidenz: 6–11 %). Sie kann nach jeder Art von Herzoperation auftreten, besonders nach Korrektur einer Fallot-Tetralogie, eines Ventrikelseptumdefekts oder eines atrioventrikulären Septumdefekts, aber auch nach arterieller Switch- oder Norwood-Operation (Batra et al. 2006; Hoffman et al. 2003; Perry u. Walsh 1998). Eine Korrelation besteht mit einem jüngeren Alter zum Zeitpunkt der Operation (<6 Monate), einer längeren Bypassdauer und einer Katecholamin-(Dopamin-)Gabe. Eine chirurgische Manipulation in der Nähe des His-Bündels und eine Hypomagnesiämie sind nicht regelmäßig damit assoziiert, es wird jedoch ursächlich eine erhöhte Automatizität des His-Bündels aufgrund eines direkten Traumas oder einer infiltrativen Hämorrhagie diskutiert (Batra et al. 2006; Dodge-Khatami et al. 2002; Hoffman et al. 2003). Zumeist setzt sie junktionale ektope Tachykardie in den ersten 24–48 h nach der Operation ein. Sie ist grundsätzlich innerhalb von 2–8 Tagen selbstlimitierend. Es besteht eine AV-Dissoziation mit einer atrialen Frequenz deutlich unter der Ventrikelfrequenz. Diese »dissoziierte Kontraktion« des Vorhofs, das Fehlen der Vorhofkontraktion für die Ventikelfüllung und die hohe ventrikuläre Frequenz (Tachykardie mit schmalen QRS-Komplexen, meist mit einer Frequenz von 170–230/min) vermindern das Herzzeitvolumen und führen zu einer Hypotension. Es besteht daher bei höheren Frequenzen unbehandelt eine lebensbedrohliche Situation mit hoher Letalität. Ziel der Behandlung ist eine Kontrolle der Kammerfrequenzen und damit eine hämodynamische Stabilisierung. Hierzu gehören die Vermeidung einer Hyperthermie (ggf. moderate Hypothermie durch aktive Oberflächenkühlung auf etwa 32–34°C), eine ausreichende Sedierung und Analgesie, eine Reduktion der Katecholamingabe, eine antiarrhythmische Medikation mit Amiodarone und die Kontrolle der Herzfrequenz durch atriale oder sequenzielle Herzschrittmacherstimulation (»pacing«) (Janousek et al. 2000; Laird et al. 2003). Die kontrollierte Oberflächenhypothermie macht eine Relaxierung und eine adäquate Analgosedierung notwendig, um Muskelzittern und eine Steigerung des Sauerstoffverbrauchs zu verhindern. Amiodaron (Bolusgabe von 5 mg/kg KG gefolgt von einer Dauerinfusion von 10–15 mg/kg KG/Tag) erwies sich in der Behandlung der junktionalen ektopen Tachykardie als sicher und effektiv. Eine atriale bzw. AV-sequenzielle Stimulation oberhalb der (durch Hypothermie/Antiarrhythmika kontrollierten) Tachykardiefrequenz verbessert die Hämodynamik (Hoffman et al. 2003; Laird et al. 2003).

Ventrikuläre Tachykardien sind im frühen Kindesalter selten (begünstigt

oder Säure-Basen-Haushalts, Myokardischämie oder LCOS). Patienten mit Druck- oder Volumenbelastung der Ventrikel oder chirurgischen Prozeduren unter Einbeziehung der Ventrikel sind hierfür prädestiniert (z. B. Patienten nach Korrektur einer Fallot-Tetralogie, mit subendokardialer Ischämie bei Aortenstenose oder nach Ross-Operation). Im Oberflächen-EKG zeigen sich eine Verbreiterung der QRS-Komplexe (>0,09 s), eine AV-Dissoziation, Fusionsschläge und intermittierend übergeleitete Sinusschläge. Als monomorphe ventrikuläre Tachykardie oder »torsade de pointes« (ungeordnete elektrische Aktivität ohne Auswurf aus dem Ventrikel und Degeneration in Kammerflimmern) werden diese Rhythmusstörungen medikamentös (Magnesium, Lidocain, Amiodarone) bzw. bei instabilen Situationen durch Kardioversion (1–2 J/kg KG) und bei Übergang in Kammerflimmern durch Defibrillation (2 J/kg KG) regularisiert (Craig et al. 2001; Hanisch 2001). Langfristig kann das erneute Auftreten einer ventrikulären Tachykardie durch eine antiarrhythmische Medikation sowie ggf. durch Implantation eines Defibrillators (»automatic implantable cardioverter/defibrillator«, AICD) verhindert werden.

Therapie bradykarder Herzrhythmusstörungen

Der **komplette AV-Block** (z. B. nach Verschluss eines Ventrikelseptumdefekts, Korrektur eines atrioventrikulären Septumdefekts oder Resektion einer Subaortenstenose) ist durch eine AV-Dissoziation mit atrialen Frequenzen deutlich oberhalb der ventrikulären Frequenzen gekennzeichnet. Die Überleitung kann sich postoperativ erholen. Nach gegenwärtigen Empfehlungen wartet man 10–14 Tage ab, bevor ein permanentes Schrittmachersystem (endokardial oder epikardial bei Kindern mit einem Körpergewicht von <20 kg) implantiert wird (VVI- bzw. VVIR- oder DDD-Systeme) (Gregorates et al. 2002; Perry u. Walsh 1998).

Der **AV-Block ersten Grades** als Verlängerung der PQ-Zeit wirkt sich hämodynamisch nur bei extremer Verlängerung der Überleitung aus (die P-Welle kann dann in der vorangehenden ST-Strecke verborgen sein). Hier kann, ebenso wie beim **AV-Block zweiten Grades** mit intermittierendem Ausbleiben der AV-Überleitung (Mobitz-Typ-II-Block), eine sequenzielle Stimulation angezeigt sein. Medikamentös kann durch die Gabe von Orciprenalin (10 µg/kg KG; Perfusor: 0,1–2,0 µg/kg KG/min) oder Atropin (0,01 mg/kg KG) interveniert werden.

Eine **Sinusknotendysfunktion,** wie sie auch passager nach Korrektur eines Vorhofseptum- oder eines Sinus-venosus-Defekts, nach Fontan- oder nach Vorhofumkehroperationen eintreten kann, bedarf bei Bradyarrhythmien, hämodynamischer Instabilität oder Symptomen wie Synkopen eines Schrittmachers (AAI- bzw. AAIR- oder DDD-Systeme).

2.10   Maschinelle Beatmung

2.10.1 Indikationen und hämodynamische Folgen

Eine unzureichende Respiration bzw. Ventilation und eine kardiopulmonale Unterstützung können rasch zur kardiovaskulären Dekompensation mit kritischer Verminderung des Herzzeitvolumens und Arrhythmien führen sowie eine lebensbedrohliche Situation bedingen. Das Erkennen einer unzureichenden Respiration/Ventilation und Oxygenierung sowie die Entscheidung zur bzw. die Änderung der maschinellen Beatmung aufgrund der subjektiven Einschätzung und des vom Patienten geäußerten oder signalisierten subjektiven Gefühls der Luftnot bedürfen objektiver Kriterien, wie sie aus der **Blutgasanalyse** gewonnen werden. Die Indikation zur maschinellen Beatmung wird bei akuter respiratorischer Insuffizienz mit Entwicklung einer Apnoe oder Hypopnoe sowie bei Kohlendioxidretention (akuter Kohlendioxidpartialdruck von >50 mmHg) und Hypoxie (akuter Sauerstoffpartialdruck von <70 mmHg und akute Sauerstoffsättigung von <93 %) gesehen. Die Angabe derartiger Grenzwerte unterliegt jedoch Einschränkungen und bedarf der individuellen Anpassung, da beispielsweise Patienten mit Rechts-links-Shunt chronisch an erniedrigte Sauerstoffsättigungswerte adaptiert sind; vergleichbar ist die Situation für Patienten mit chronischer Hypoventilation und Hyperkapnie. Bei herzinsuffizienten Patienten mit Hyperperfusion der Lunge oder Lungenvenenstauung, was zunächst eine respiratorische Partialinsuffizienz hervorruft, kann die maschinelle Beatmung die Atemarbeit und den Sauerstoffverbrauch sowie die bei Erschöpfung drohende Entwicklung intrapulmonaler Shunts und eines Ventilations-Perfusions-Missverhältnisses vermindern. Eine Indikation zur Beatmung kann sich aber auch aus anderen Situationen/Erfordernissen ergeben:

- Sicherung der Atemwege bei Obstruktion der oberen Atemwege,
- neurologischen Erkrankungen,
- Fremdkörperaspiration,
- restriktive Lungen- oder Lungenparenchymerkrankungen zur Kontrolle der Ventilation.

Bei Spontanatmung besteht eine synchrone aktive Kontraktion von Zwerchfell und Interkostalmuskulatur, und es entsteht ein negativer intrathorakaler Druck, gefolgt von der passiven Exspirationsphase. Unter maschineller Beatmung dagegen besteht inspiratorisch ein positiver intrathorakaler Druck; der exspiratorische Druckabfall kann durch Aufrechterhaltung eines **positiven endexspiratorischen Drucks** (»positive endexpiratory pressure«, PEEP) vermindert werden. Hieraus ergeben sich eine Verminderung des venösen Rück-

Widerstandserhöhung, eine Abnahme des pulmonalen Blutflusses und ein pulmonalvenöser Rückstrom, was sich u. U. nachteilig auswirkt. Letztlich kann eine Abnahme des Herzzeitvolumens resultieren, welche durch eine Erhöhung der Vorlast durch Volumengabe auszugleichen ist. In der Regel werden diese hämodynamischen Folgen der Beatmung jedoch durch die Verbesserung der Oxygenierung und die dadurch hervorgerufene Abnahme des pulmonalen Widerstands kompensiert. Bei einem individuell unterschiedlich anzunehmenden kritischen PEEP kommt es allerdings bei Steigerung des endexspiratorischen Drucks unter der Beatmung zu einer Kompression der Kapillaren mit nachfolgendem Abfall des Sauerstoffpartialdrucks. Bei Patienten mit Fontan-Zirkulation kann der passive Pulmonalarterienfluss unter positivem Inspirationsdruck weitgehend sistieren, mit konsekutiver kardiovaskulärer Dekompensation (daher ist der PEEP bei diesen Patienten bei ≤2 cm H_2O zu halten).

2.10.2 Beatmungsformen

Postoperativ ist es bei Risikopatienten (komplexe kardiochirurgische Eingriffe mit langer Bypasszeit) angezeigt, für mindestens 24 h eine kontrollierte Beatmung beizubehalten. Bei der primären Geräteeinstellung können Normwerte für Neugeborene und Erwachsene für Atemfrequenz (30–40/min bzw. 8–12/min), Inspirations-Exspirations-Verhältnis (1 : 1,5–1 : 2 bzw. 1 : 2–1 : 3) und Atemzugvolumen (6–8 ml/kg KG) zugrunde gelegt werden. Der inspiratorische Spitzendruck lässt sich durch eine Änderung des Inspirations-Exspirations-Verhältnisses oder durch eine höhere Beatmungsfrequenz senken. Ein hoher Spitzendruck kann den arteriellen Sauerstoffpartialdruck erhöhen. Eine Erhöhung des Atemminutenvolumens führt durch die gesteigerte Ventilation zu einer Abnahme des Kohlendioxidpartialdrucks. In der Regel wird postoperativ eine niederfrequente Beatmung mit einem PEEP von 4–6 cmH$_2$O angestrebt. Ist eine Lungenüberflutung zu »steuern«, lässt sich durch Erhöhung des PEEP der intrathorakale Druck steigern und der Systemfluss günstig beeinflussen. Eine Erhöhung des Kohlendioxidpartialdrucks steigert den pulmonalen Gefäßwiderstand und vermindert den pulmonalen Blutfluss. Bei Vorliegen eines Lungenödems sind eine niederfrequente Beatmung und eine Erhöhung des PEEP bei druckkontrolliertem Beatmungmodus hilfreich. Nach univentrikulärer Palliation/Fontan-Operation ist eine Erhöhung des intrathorakalen Drucks und des pulmonalen Gefäßwiderstands unbedingt zu vermeiden, da die Lungenperfusion passiv erfolgt. Angestrebt werden daher eine optimale Ventilation und eine ideale Oxygenierung bei niedrigem intrathorakalen Druck, eine höherfrequente Beatmung und kein oder ein nur geringer PEEP

Spontanatmung zur Verbesserung des venösen Rückflusses zu nutzten. Eine bronchiale Obstruktion macht eine Verlängerung der Exspirationszeit bei nieder- oder normofrequenter Beatmung erforderlich. Zudem wirken eine adäquate Befeuchtung der Atemluft, eine Sekretolyse und ggf. eine Lavage, die Gabe von Theophyllin und ggf. Steroiden sowie Inhalationen mit Salbutamol (Sultanol) und Ipratropiumbromid (Atrovent) unterstützend.

Schwere obere und untere Atemwegsobstruktionen können durch den Einsatz von Heliox (einer festen Mischung aus Helium und Sauerstoff) an entsprechend dafür ausgelegten Atmungssystemen behandelt werden; der günstige Effekt beruht auf einer Verminderung der Atemarbeit durch Überführen einer turbulenten in eine laminare Strömung in den Atemwegen und eine Verbesserung des Gasaustauschs, besonders bei CO_2-Retention (Gupta und Cheifetz 2006; Kissoon et al. 2008).

Die unterschiedlichen Beatmungsformen können hier nur skizziert werden. Geringe hämodynamische Auswirkungen bei optimaler Ventilation und Oxygenierung lassen sich mit einer druckkontrollierten Beatmung mit dezelerierendem Fluss erreichen; ein Barotrauma der Lunge kann vermieden werden. Sind Beatmungsdruck, Beatmungsfrequenz und Inspirations-Exspirations-Verhältnis vorgegeben, sind für inspiratorisches und exspiratorisches Minutenvolumen Begrenzungen vorzugeben. Bei der druckunterstützten Ventilation werden die durch den Patienten getriggerten Atemzüge mit einem konstanten Druck angeboten. Es besteht eine geringere Gefahr der Pneumothorax- und Atelektasenbildung. Die Atemarbeit wird durch die Kombination der aktiven Inspiration mit der mechanischen Beatmung verringert. Die volumenkontrollierte Beatmung mit konstantem inspiratorischen Fluss sowie vorgegebenem Tidal- und Atemminutenvolumen sowie Inspirations-Exspirations-Verhältnis macht den Inspirationsdruck zur abhängigen Variablen mit potenziell deutlicher Anhebung des inspiratorischen Spitzendrucks. Daher muss eine Druckbegrenzung gewählt werden. Volumenkontrolliert und druckunterstützt wird patientengetriggert ein Beatmungsvolumen vorgegeben (»backup breaths«, »synchronized intermittent mandatory ventilation«). Der Modus der druckkontrollierten und druckunterstützten Beatmung unterstützt alle patientengetriggerten Atemzüge mit dezeleriertem inspiratorischen Fluss als »back-up«-druckkontrollierten Atemzug. Im Bemühen eine Barotrauma zu verhindern besteht die Gefahr eines inadäquaten Tidalvolumens. Bei der druckregulierten und volumenkontrollierten Beatmung sind Atemminutenvolumen, Atemfrequenz und Inspirations-Exspirations-Verhältnis vorgegeben, und der Inspirationsdruck wird an die Compliance angepasst, um den niedrigstmöglichen Inspirationsdruck aufzuwenden.

Die Hochfrequenzbeatmung nutzt die Kombination aus hoher Atemfrequenz und geringem Tidalvolumen. Bei der Hochfrequenzjetventilation

2–5 ml/kg KG ein geringerer mittlerer Atemwegsdruck. Die Hochfrequenz-oszillation verwendet Frequenzen von 2–15 Hz und Tidalvolumina von 1–3 ml/kg KG. Bei einem vorgegebenen mittleren Beatmungsdruck besteht ein kontinuierlicher Gasfluss (15–40 l/min), während die Luftsäule mit der oszillierenden Frequenz einem aktiven Druck und einem Sog unterliegt. Die Oxygenierung ist von der inspiratorischen Sauerstofffraktion und dem mittleren Atemwegsdruck abhängig, die Ventilation/Kohlendioxidelimination von Oszillationsfrequenz und -amplitude.

2.10.3 Entwöhnung

Die Entwöhnung von der Beatmung und die Extubation setzen eine adäquate Hämostase, einen stabilen oder stabilisierten Kreislauf mit Sinusrhythmus oder stabilem Schrittmacherrhythmus und einen angemessenen mentalen Zustand des Patienten voraus. Respiratorische Parameter sind ein Sauerstoff-partialdruck von >75 mmHg bei einer inspiratorischen Sauerstofffraktion von 0,3 und ein arterieller Kohlendioxidpartialdruck von <45 mmHg. Bei zyanotischen Vitien kann die Entwöhnung anhand der Sauerstoffsättigung und des arteriellen Kohlendioxidpartialdrucks erfolgen. Ein unzureichender Gasaustausch und eine ungenügende Spontanatmung lassen die Abklärung möglicher anatomischer Residualbefunde notwendig werden (mittels transthorakaler oder transösophagealer Echokardiographie oder mittels Herzkatheteruntersuchung). Ferner sind pulmonale Probleme (Pneumothorax, Pleuraerguss, Atelektasen, Zwerchfellparese, zentrale und periphere Atemwegsobstruktion), eine Rekurrensparese sowie neurologische Komplikationen auszuschließen.

Bei Kindern und Erwachsenen erfolgt die Entwöhnung über die »synchronized intermittent mandatory ventilation« (SIMV) mit Druckunterstützung (PEEP auf 4 cm H_2O reduziert). Bei Neugeborenen und Säuglingen ist eine Entwöhnung über aktives Triggern meist nicht möglich, sodass hier der Weg über die Reduktion des Inspirationsdrucks und/oder der Frequenz der »intermittent mandatory ventilation« (IMV) gewählt wird.

Grundsätzlich ist unter den genannten Voraussetzungen eine zügige Extubation anzustreben. Die Beatmungsphase kann jedoch bei jungen Säuglingen, präoperativ bestehender pulmonaler Hypertonie, präoperativer Beatmung und komplexer kardialer Fehlbildung mit längerer Bypassdauer und postoperativen Komplikationen prolongiert bzw. es kann eine längere Beatmung angezeigt sein. Eine frühe Extubation (<8 h postoperativ) ist bei hämodynamisch stabilen Kindern in einem Alter über einem Jahr jedoch möglich. Sie ist v. a. dann erfolgreich, wenn präoperativ keine pulmonale Hypertonie oder symp-

liegenden Art des Herzfehlers und unabhängig davon, ob eine korrigierende oder eine palliierende Operation erfolgte. Die Re-Intubationsrate wird mit 1–3 % angegeben (Davis et al. 2004). Säuglinge nach Operationen unter Einsatz der Herz-Lungen-Maschine sollten aus logistischen Gründen nicht vor dem nächsten Morgen extubiert werden.

2.11   Postoperative pulmonalvaskuläre Widerstandserhöhung

2.11.1 Ursachen und Diagnostik

Ein geringeres Operationsalter und Korrekturoperation im Säuglingsalter, Modifikationen des kardiopulmonalen Bypasses, die Nutzung der modifizierten Ultrafiltration sowie eine Änderung des intensivmedizinischen Managements ließen Häufigkeit und Schwere einer postoperativen pulmonalvaskulären Widerstandserhöhung abnehmen. Eine verstärkte Reagibilität und eine krisenhafte Steigerung des pulmonalvaskulären Widerstands müssen bei bestimmten Vitien und in einem bestimmten Patientenalter antizipiert sowie durch entsprechendes Monitoring rasch erkannt werden. Derartige Probleme können altersabhängig häufiger nach Korrektur einer totalen Fehlverbindung der Lungenvenen, eines Atrioventrikularseptumdefekts oder eines Truncus arteriosus sowie bei vorbestehender pulmonaler Hypertonie eintreten. Das invasive Monitoring zeigt einen Anstieg des zentralen Venendrucks bei Absinken des Systemdrucks und Zyanose. Hyperkapnie, Hypoxie und Azidose führen ihrerseits zu einer pulmonalen Vasokonstriktion. Nach Fontan-Operation oder bei rechtsventrikulärer Dysfunktion ist allein der Abfall des Herzzeitvolumens hinweisend. Der pulmonalvaskuläre Widerstand – kalkuliert aus der Differenz zwischen mittlerem Pulmonalarteriendruck und linksatrialem Druck in Relation zum pulmonalen Blutfluss – wird durch die Struktur des Lungengefäßbetts und den pulmonalvaskulären Gefäßtonus beeinflusst, der wiederum durch alveoläre Hypoxie, Azidose und bestimmte vasoaktive Substanzen, zu denen auch die Katecholamine zählen können, erhöht wird. Verschiedene, vom Gefäßendothel produzierte Substanzen sind vasoaktiv; sie wirken vasokonstriktiv oder dilatatorisch (NO). Weitere Faktoren können postoperativ eine pulmonalvaskuläre Widerstandserhöhung begünstigen, wodurch die Dauer der Beatmung und der intensivmedizinischen Behandlung zunimmt. Hierzu gehören (Brown et al. 2003; Schulze-Neick et al. 2001):

- thorakobronchialpulmonale Probleme (Atelektasen, Pneumothorax, Pleuraerguss, Bronchospasmus),

- Lungenödem,
- LCOS,
- inadäquate Beatmung mit Kohlendioxidretention und zu niedrigem Sauerstoffpartialdruck oder ggf. zu hohem PEEP.

Ein in Relation zum systemvaskulären Widerstand zu niedriger pulmonalvaskulärer Widerstand kann bei Vitien mit system-/pulmonalarterieller Verbindung (postoperativ nach Anlage eines aortopulmonalen Shunts, präoperativ bei duktusabhängiger System- oder Pulmonalzirkulation) zu einem exzessiven pulmonalen Blutfluss führen. Eine Balance lässt sich durch Reduktion der inspiratorischen Sauerstofffraktion, Hypoventilation (permissive Hyperkapnie) oder Kohlendioxidbeimischung, Tolerierung einer milden Azidose, Erhöhung des Mitteldrucks bei Beatmung (PEEP) sowie systemische Nachlastsenkung (Natriumnitroprussid) erreichen.

Bei einer postoperativen rechtsventrikulären Druckerhöhung, dopplersonographisch über den Gradienten einer Trikuspidalklappeninsuffizienz abgeschätzt, müssen differenzialdiagnostisch auch **anatomische Ursachen** ausgeschlossen werden:

- residuelle rechtsventrikuläre Ausflussbahnstenose,
- Pulmonalarterienstenose,
- Linksherzobstruktion,
- pulmonalvenöse Obstruktion.

2.11.2 Therapie

Behandlungsstrategien bei Patienten mit postoperativ potenziell erhöhtem pulmonalvaskulären Widerstand zielen zunächst auf eine Prävention und Vermeidung der geschilderten Triggermechanismen und schließen eine ausreichende Sedierung, eine moderate Hyperventilation (angestrebter Kohlendioxidpartialdruck: 30–35 mmHg), eine Erhöhung der inspiratorischen Sauerstofffraktion sowie ggf. eine PEEP-Beatmung ein. Die Applikation **pulmonaler Vasodilatoren** setzt wegen der möglichen Nebenwirkungen eine klare Indikation voraus. Zu den unspezifischen Vasodilatoren kann Milrinon gerechnet werden; hier bestehen jedoch eine systemarterielle Vasodilatation, eine schlechte Steuerbarkeit (Halbwertszeit) und eine für die Behandlung einer akuten pulmonalen Hypertension unsichere Indikation. Die Gabe von Prostazyklin (1–5 ng/kg KG/min; Infusion: 10–20 ng/kg KG/min; Thrombozytenaggregationshemmung und systemarterieller Druckabfall als potenzielle Nebenwirkungen) oder Natriumnitroprussid (0,5–10 µg/kg KG/min; ebenfalls systemarterieller Druckabfall) kann alternativ erwogen werden. Zudem

lich; dies scheint bezüglich der Effektivität dem NO vergleichbar zu sein (Barst et al. 1996; Rimensberger et al. 2001).

Ein alternativer Behandlungsansatz besteht in der Gabe von **Sildenafil** (selektiver Phosphodiesterase-5-Inhibitor), das eine relativ selektive pulmonale Vasodilatation hervorruft und für die chronische Therapie der pulmonalen Hypertonie eingeführt ist. Die Effektivität einer Anwendung nach herzchirurgischen Eingriffen bedarf der Prüfung (Atz et al. 2002; Schulze-Neick et al. 2002). Gleichfalls für die chronische Behandlung der pulmonalen Hypertonie angezeigt ist die Gabe von Bosentan, einem Endothelinrezeptorblocker (Barst et al. 1996; Galie et al. 2003).

Die **Inhalation von NO** bewirkt eine selektive pulmonale Vasodilatation und kann daher postoperativ im Einzelfall von Bedeutung sein. Eine »prophylaktische« Anwendung bei möglichen Risikopatienten erwies sich nicht als sinnvoll, zumal eine Toxizität (Methämoglobinbildung) und eine »rebound«-pulmonale Hypertonie nach NO-Beatmung wesentliche Probleme darstellen können und die Entwöhnung somit langwierig ist (Atz et al. 1996; Miller et al. 2000). Die empfohlene optimale Startdosierung für NO liegt zwischen 5 und 40 ppm; zumeist wird eine Dosis von 20 ppm gewählt (Journois et al. 2005; Stocker et al. 2003).

2.12   Nierenfunktion und Flüssigkeitsbilanz, Dialyse

2.12.1 Ursachen postoperativer Nierenfunktionsstörungen

Trotz Änderungen der intraoperativen Strategien und Einführung der modifizierten Ultrafiltration können interstitielle Flüssigkeitseinlagerungen und Nierenfunktionseinschränkungen nach Operationen an der Herz-Lungen-Maschine zur postoperativen Morbidität beitragen, besonders bei Neugeborenen und Säuglingen, und die intensivmedizinische Behandlung verlängern. Die Nierenfunktionseinschränkung ist multifaktoriell bedingt:

- prärenal (Hypovolämie, LCOS, periphere Vasokonstriktion, erhöhter zentraler Venendruck, intraabdominelle Druckerhöhung bei Aszites, postoperative residuelle Defekte),
- renal (ischämische Schädigung, akute Tubulusnekrose, Anwendung nephrotoxischer Substanzen, Hämoglobinurie),
- neurohumorale Veränderungen (z. B. inadäquate Sekretion des antidiuretischen Hormons, erhöhte Plasmareninaktivität und erhöhte Aldosteronspiegel),
- Sepsis,
- postrenal (angeborene Fehlbildungen der Nieren und der ableitenden

Die minimal anzustrebende Urinproduktion beträgt 0,5–1 ml/kg KG/h (Kinder) bzw. 30 ml/h (Erwachsene). Eine Oligurie liegt bei einer Urinproduktion von <0,5 ml/kg KG/h vor. Ein akutes Nierenversagen mit anhaltender Oligurie trotz ausreichender Kreislaufunterstützung und Diuretikatherapie tritt in etwa 4–8 % der Fälle auf. **Risikofaktoren** für eine akute Nierenfunktionseinschränkung sind (Beke et al. 2005; Chang 2003; Ravinshankar et al. 2003):

- geringes Alter zum Zeitpunkt der Operation,
- komplexe kardiale Anomalie,
- lange kardiopulmonale Bypasszeit,
- generalisierte Entzündungsreaktion,
- gesteigerte Kapillarpermeabilität,
- LCOS.

2.12.2 Therapie der akuten Nierenfunktionseinschränkung

Die Behandlung der akuten Nierenfunktionseinschränkung richtet sich zunächst auf die Verbesserung des Herzzeitvolumens und die Aufrechterhaltung eines adäquaten renalen Perfusionsdrucks nach Ausschluss einer Hypovolämie. Die Gabe von **Dopamin** (3–5 µg/kg KG/min) erfolgt zur Verbesserung der Nierenperfusion und der Urinproduktion; der präventive Effekt ist umstritten. Tachykarde Herzrhythmusstörungen sind als potenzielle Nebenwirkungen zu bedenken (Gajarski et al. 2003; Prins et al. 2001).

Fenoldopam als selektiver Dopamin-1-Rezeptor-Agonist bewirkt eine systemische Vasodilation, einen erhöhten renalen Blutfluss und eine erhöhte tubuläre Natriumexkretion sowie eine Steigerung der Diurese. Im Gegensatz zu Dopamin werden Dopamin-2- und adrenerge Rezeptoren nicht aktiviert. Es fehlen daher chronotrope, potenziell arrhythmogene und inotrope Effekte (Bove et al. 2005; Costello et al. 2006; Goldstein u. Chang 2006). Erfahrungen im Kindesalter sind bisher jedoch limitiert.

Um postoperativ die Entwicklung eines Lungenödems oder einer erhöhten Nachlast zu verhindern, wird initial eine negative Flüssigkeitsbilanz angestrebt. Die Flüssigkeitszufuhr ist in den ersten 24 h postoperativ auf etwa 50 % des Erhaltungsbedarfs reduziert. Postoperativ erfolgt zudem eine unmittelbare Initiierung der **Diuretikamedikation**, sofern die spontane Diurese unzureichend ist (Furosemid als kontinuierliche Infusion bei hämodynamisch instabilen Patienten in anfänglich höherer Dosierung von 4–8 mg/kg KG/Tag und Dosisanpassung in Abhängigkeit von der Diurese; Ravinshankar et al. 2003; Van der Vorst et al. 2001). Zusätzlich kann ein Versuch mit Etacrynsäure

dem zweiten postoperativen Tag wird ggf. zusätzlich Hydrochlorothiazid (2 mg/kg KG/Tag p. o.; 20 mg/kg KG/Tag i. v. in 2 Einzeldosen) verabreicht. Elektrolytimbalancen wie Hyponatriämie (inadäquate Sekretion des antidiuretischen Hormons), Hyperkaliämie (Nierenfunktionsstörung, Azidose, inadäquate Kaliumzufuhr, Hämolyse) oder Hypokaliämie bei einsetzender Diurese sind auszugleichen, ebenso ist eine Hyperglykämie adäquat zu behandeln.

Indikationen zur Dialyse Die Indikation zur Dialyse oder Hämofiltration sollte großzügig und frühzeitig gestellt werden, um eine hämodynamische Verschlechterung abzuwenden und einen prolongierten Aufenthalt auf der Intensivstation zu vermeiden. Die Vorteile der Peritonealdialyse liegen in der raschen Anwendbarkeit ohne wesentliche hämodynamische Kompromittierung, in der Effektivität des Flüssigkeitsentzugs und in der Vermeidung einer Antikoagulationsbehandlung. Eine Indikation zur Dialyse besteht bei Oligurie (<0,5 ml/kg KG/h) über 4 h, zunehmendem Anstieg der Retentionsparameter, Hyperkaliämie (>5,5 mmol/l), persistierender metabolischer Azidose oder LCOS (Chan et al. 2003; Ravinshankar et al. 2003). Zumeist war eine Dialysedauer von 3 Tagen notwendig. Die Komplikationsrate (Peritonitis) ist gering und korreliert mit der Dialysedauer (Chan et al. 2003; Hausdorf 2000). Die Hämofiltration nutzt den hydrostatischen arteriovenösen Druckgradienten über eine semipermeable Membran. Es sind ein arterieller und ein venöser Gefäßzugang notwendig, außerdem eine Antikoagulation mit Heparin. Unter Verwendung einer Rollerpumpe ist auch eine venovenöse Hämofiltration durchführbar. Die intermittierende Hämodialyse wird zumeist nur dann in Erwägung gezogen, wenn Kontraindikationen für eine Peritonealdialyse bestehen oder eine Langzeitdialyse vorgesehen ist; sie ist erst jenseits der Kleinkindperiode sinnvoll.

2.13   Gastrointestinaltrakt und parenterale Ernährung

Frühpostoperativ wird im Rahmen des Postaggressionssyndroms rasch eine Reduktion der katabolen Stoffwechsellage in der Übergangsphase angestrebt. Angepasst an den Zustand des Patienten soll die enterale/parenterale Ernährung daher 24–48 h postoperativ beginnen. Sedativa und Opiate können zu gastrointestinalen Transportstörungen führen, sodass eine parenterale Ernährung notwendig ist. Diese ist ferner bei unsicherer intestinaler Resorption und Malabsorption, intestinaler Ischämie oder bestimmten gastrointestinalen Erkrankungen erforderlich. Damit sind folgende **Risiken** verbunden:

- Katheterinfektion/-sepsis,
- Entwicklung einer Cholestase und einer Hypertriglyzeridämie,
- Verschlechterung der Lungenfunktion und Anstieg des pulmonal-

▬ Hyperammonämie und Azidose bei Aminosäurenzufuhr,
▬ überhöhte Zufuhr an Kohlenhydraten mit Anstieg des respiratorischen Quotienten (und Steigerung der Beatmungsparameter),
▬ Elektrolytimbalancen.

Eine enterale Ernährung ist daher immer vorzuziehen. Sie muss einer möglicherweise verminderten Kohlenhydrat-, Protein- und Fettabsorption Rechnung tragen.

Entwickelt sich postoperativ durch Läsion des Ductus thoracicus oder hohe systemvenöse Drücke ein **Chylothorax,** ist eine Umstellung auf eine Kost mit mittelkettigen Triglyzeriden vorzunehmen. Diese Fette werden im Darm ohne Chylomikronenbildung absorbiert. Sie führen deshalb postprandial nicht zu einem erhöhten Fluss im Ductus thoracicus.

Eine **gastrointestinale Ischämie** kann sich bei Neugeborenen und Säuglingen mit angeborenen Herzfehlern sowohl präoperativ (duktusabhängige Zirkulation mit diastolischem »Steal-Phänomen«, verminderte intestinale Durchblutung bei Hypotension oder LCOS) als auch postoperativ (z. B. nach Norwood-Prozedur) entwickeln. Eine entsprechende Diagnostik (verminderte Peristaltik, Malabsorption, Flüssigkeitsspiegel in den Darmschlingen, freie Luft in der Pfortader) hat das Absetzten der enteralen Ernährung, eine erweiterte antibiotische Behandlung und bei Perforation eine chirurgische Intervention zur Folge. Obere **gastrointestinale Blutungen** (Stressulkus) sind selten (abhängig vom Patientenalter und der prophylaktischen Medikation). Nach Korrektur einer lange bestehenden Aortenisthmusstenose (Schulkind, jugendlicher oder erwachsener Patient) kann es postoperativ zu einer **Magen-Darm-Atonie** kommen. Deshalb sollte hier unbedingt bis zum Auftreten einer regelrechten Peristaltik eine Magensonde belassen werden.

2.14 Neurologische Komplikationen und peri-/postoperatives Neuromonitoring

Mehr als 80 % der mit einem Herzfehler geborenen Kinder erreichen heute das Erwachsenenalter. Die Gesamtüberlebensrate nach Korrekturoperation angeborener Herzfehler ist hoch. Modifikationen der Operationstechnik sowie des intra- und perioperativen Managements sind daher jetzt wesentlich auf die Prävention der Langzeitmorbidität gerichtet. Diese ist besonders durch Entwicklungsverzögerung, Verhaltensauffälligkeiten, Lern- und Ausbildungsschwierigkeiten geprägt. Komplikationen dieser Art sind häufiger als schwerwiegende Beeinträchtigungen der körperlichen Belastbarkeit, Re-Operationen, das Eintreten einer bakteriellen Endokarditis, postoperative Arrhythmien

Untersuchungen zu frühen und späten neurologischen Auffälligkeiten und Komplikationen richten sich wesentlich auf intraoperative Ereignisse, Strategien des kardiopulmonalen Bypasses (hypothermer Kreislaufstillstand vs. »low-flow«-kardiopulmonaler Bypass), postoperative Komplikationen wie LCOS, Dauer des Intensivstationsaufenthalts sowie ein adäquates neurophysiologisches Monitoring.

2.14.1 Präoperative neurologische Auffälligkeiten

Auch bereits präoperativ bestehende strukturelle und funktionelle zerebrale Veränderungen, genetische Faktoren und perinatale Komplikationen wurden als zunehmend bedeutsam erkannt. Neurologische Auffälligkeiten – muskuläre Hypotonie, motorische Asymmetrien, Ernährungsschwierigkeiten, zerebrale Krampfanfälle – sind präoperativ bei >50 % der Neugeborenen mit angeborenen Herzfehlern beschrieben. Sonographisch wurden Auffälligkeiten (Holoprosenzephalie oder Balkenagenesie) bei etwa 10 % der Patienten dokumentiert. Generell wird bei Vorliegen eines angeborenen Herzfehlers eine zerebrale Dysgenesie in 10–20 % der Fälle angenommen (Kaltman et al. 2005). Eine Mikrozephalie wurde präoperativ bei bis zu 37 % der Neugeborenen beschrieben und scheint bis in die spätere Kindheit fortzubestehen; eine multifaktorielle Genese ist hierfür anzunehmen (Limperopoulus et al. 2000; Shillingford et al. 2005). Präoperative magnetresonanztomographische Befunde zeigten bei bis zu 20 % der Neugeborenen ischämische Läsionen, meist als **periventrikuläre Leukomalazie.** Dieser Anteil erhöhte sich postoperativ auf >50 %, besonders nach Norwood-Operation. In einem relativ hohen Anteil kann von einer Rückbildung dieser zumeist milden Ausprägung der periventrikulären Leukomalazie ausgegangen werden (Dent et al. 2006; Galli et al. 2004; Mahle et al. 2002). Pathogenetisch sind hier eine prä-, intra- oder frühpostoperative Hypotension und eine Hypoxie anzunehmen. Eine Korrelation zur Dauer des tiefhypothermen Kreislaufstillstands oder des kardiopulmonalen Bypasses besteht nicht eindeutig (Bellinger et al. 1999; Galli et al. 2004). Ventrikulomegalie und Hirnatrophie als Folgen bleiben sehr seltene Befunde. Bei Vorliegen einer intrakraniellen, d. h. intra- oder periventrikulären Blutung, wie sie bei Frühgeburtlichkeit, nach perinataler Asphyxie sowie bei hämodynamischer Instabilität oder Gerinnungsstörungen eintreten kann, ist die Wahl des Zeitpunkts der Operation unter Einsatz der Herz-Lungen-Maschine von der Schwere des angeborenen Herzfehlers und der Komplexität des chirurgischen Eingriffs sowie dem Ausprägungsgrad der Blutung abhängig zu machen. Gegebenenfalls ist eine Verschiebung der Operation um mehrere Tage oder ggf. zunächst die Wahl eines Palliativein-

Genetische Faktoren, die von einer Entwicklungsverzögerung oder einer neurologischen Beeinträchtigung unterschiedlichen Ausmaßes begleitet sind, wurden vielfach beschrieben. Hierzu zählen chromosomale Anomalien wie Trisomie 21, 13 und 18, Williams-Syndrom oder Monosomie 22q11. Aber auch verschiedene kongenitale Anomalien wie CHARGE- oder VACTERL-Syndrom sind oftmals von neurologischen Beeinträchtigungen begleitet.

Zu den präoperativen Faktoren können auch fetale Besonderheiten der zerebrovaskulären Physiologie und Sauerstoffversorgung bei bestimmten angeborenen Herzfehlern gezählt werden. So ist bei Feten mit Fallot-Tetralogie ein erhöhter zerebrovaskulärer Widerstand beschrieben (Kaltman et al. 2005). Bei Transposition der großen Arterien gelangt das Blut mit der geringsten Oxygenierung zur Aorta ascendens und zum Gehirn. Der Einfluss dieser Veränderungen ist gegenwärtig noch unklar.

2.14.2 Peri-, intra- und postoperative neurologische Beeinträchtigungen

Zu den perioperativen Faktoren, die eine neurologische Beeinträchtigung zur Folge haben können, zählen neben perinatalen Problemen die bei duktusabhängigen Vitien notwendige Prostaglandininfusion, eine mechanische Beatmung und Katheterinterventionen wie die Ballonatrioseptostomie. Zyanotische Vitien mit Rechts-links-Shunt und Entwicklung einer Polyglobulie begünstigen eine zerebrale Embolisation von Luft, Thromben und Bakterien (Gefahr der Entwicklung eines Hirnabszesses) schon präoperativ.

Zu den intraoperative Risikofaktoren für eine zerebrale Schädigung gehören eine Vielzahl von Faktoren. Zu denken ist an (Bellinger et al. 2001):

- notwendige anästhesiologische Maßnahmen,
- Störungen des Elektrolyt- und Säure-Basen-Haushalts,
- kardiopulmonaler Bypass mit unterschiedlichen neuroprotektiven Strategien (alpha- oder pH-stat-Blutgasmanagement; Einhalten eines minimalen Hämatokrits von optimal 20–25 % an der EKZ, von 30 % bei azyanotischen Vitien und von 40 % bei Palliation zyanotischer Vitien bei Bypass Ende),
- tiefhypothermer Kreislaufstillstand vs. kontinuierlicher »Low-flow«-Bypass,
- hypoxisch-ischämische Schädigung,
- Reperfusionsschaden und Inflammationsreaktion,
- Gefahr von Hyperglykämie und Hyperoxie.

Relativ viele Arbeiten beschreiben den potenziell gefährdenden Effekt des

te Phasen des tiefhypothermen Kreislaufstillstands beeinträchtigen das neurologische Outcome (Clancy et al. 2003; Forbess et al. 2002). Eine sichere Grenzdauer für den tiefhypothermen Kreislaufstillstand kann nicht angegeben werden, zumal die Effekte des kardiopulmonalen Bypasses durch die zugrunde liegende Diagnose, das Alter bei Operation und andere perioperative Variablen beeinflusst werden (Wernosky 2006; Wypij et al. 2003). Vielfach wird der kontinuierliche Bypass mit selektiver regionaler zerebraler Perfusion dem tiefhypothermen Kreislaufstillstand vorgezogen; langfristige Ergebnisse liegen hierzu jedoch noch nicht vor. Nachuntersuchungen bei Patienten mit Transposition der großen Arterien nach arterieller Switch-Operation unter tiefhypothermem Kreislaufstillstand ließen langfristig motorische und Sprachentwicklungsverzögerungen deutlich werden, nach »low-flow«-kardiopulmonalem Bypass (initiiert, um das potenzielle Risiko ischämischer neurologischer Schädigungen zu vermindern) eher Verhaltensauffälligkeiten, während in der Gesamtgruppe Aufmerksamkeitsdefizite, Entwicklungs- und Sprachverzögerung sowie Lernschwierigkeiten beobachtet wurden (Bellinger et al. 1999; Skaryak et al. 1996). Tierexperimentelle Studien belegen jedoch nach »low-flow«-kardiopulmonalem Bypass eine deutlichere Entzündungsreaktion und damit eine nichtneurologisch bedingt Morbidität. Die intermittierende Perfusion während des tiefhypothermen Kreislaufstillstands scheint einen neuroprotektiven Effekt zu haben, da nach tierexperimentellen Befunden der zerebrale Metabolismus normalisiert wird und ultrastrukturelle Veränderungen fehlen (Langley et al. 1999).

❯ Besonders in den ersten 24–48 h postoperativ tritt nach kardiopulmonaler Bypassoperation eine Verminderung des Herzzeitvolumens ein, zumeist 12–18 h postoperativ. Diese Periode ist daher durch eine besondere Vulnerabilität des Zentralnervensystems durch ein möglicherweise unzureichendes Sauerstoffangebot gekennzeichnet, ferner durch eine Phase der postoperativ eingeschränkten Autoregulation der zerebralen Durchblutung (Bassan et al. 2005; Wernosky 2006). Dies gilt insbesondere für weiterhin zyanotische Patienten nach komplexen Palliationen.

Postoperative Faktoren, die die neurologische Entwicklung gefährden können, schließen u. a. das invasive Monitoring, die mechanische Beatmung, die medikamentöse Unterstützung, das Risiko einer paradoxen Embolie und Hyperglykämien ein. Die Dauer der postoperativen intensivmedizinischen Behandlung scheint daher einen signifikanten Einfluss auf das entwicklungsneurologische Outcome zu haben (Newburger et al. 2003). Nach Eingriffen am Aortenbogen können Läsionen des N. phrenicus (Zwerchfellparese), des N. recurrens (Stimmbandlähmung) oder ein Horner-Syndrom auftreten. Die Kor-

Bereits frühpostoperativ muss routinemäßig eine **adäquate neurologische Diagnostik** erfolgen, um mögliche Auffälligkeiten im Vergleich zum präoperativen neurologischen Status rasch zu erkennen. Eine apparative Diagnostik (idealerweise bereits im Vergleich zu präoperativen Befunden) mit kranialer Computertomographie und Magnetresonanztomographie sowie zerebraler Sonographie bei Säuglingen und Elektroenzephalographie zur Diagnostik von Krampfanfällen und Seitendifferenzen als Hinweise auf Blutung oder Ischämie gehört hierzu, ferner u. a. die Ableitung evozierter akustischer und visueller Potenziale sowie die Elektromyographie.

Zerebrale Krampfanfälle werden postoperativ bei 10–20 % der Neugeborenen beobachtet, abhängig von der Beschreibung als klinisch oder allein elektroenzephalographisch dokumentierte Krampfanfälle (Gaynor et al. 2006; Rappaport et al. 1998). Die Zeichen sind oftmals subtil, da die Kinder sediert und zum Teil auch relaxiert sind. Bisweilen ist das Auftreten eines Krampfanfalls nur anhand der plötzlichen Veränderung vegetativer Parameter zu erkennen. Diese Parameter sind nicht nur mit transienten neurologischen Auffälligkeiten verbunden, sondern können auch für das spätere neurologische Outcome bedeutsam sein (Clancy et al. 2003; Gaynor et al. 2006; Rappaport et al. 1998). Eine längere Phase des tiefhypothermen Kreislaufstillstands (>60 min) wurde als Risikofaktor beschrieben; bei begrenzter Hypothermiedauer unterschied sich die Häufigkeit postoperativer zerebraler Krampfanfälle jedoch nicht von der bei Kindern mit kontinuierlichem kardiopulmonalen Bypass (Gaynor et al. 2006). Als Risikofaktoren wurden ferner genetische Auffälligkeiten und zugrunde liegende Aortenbogenanomalien identifiziert (Clancy et al. 2003). Mit Modifikation des postoperativen Managements und Gabe von Antiepileptika sind zerebrale Krampfanfälle seltener geworden und langfristige Folgen weniger ausgeprägt, zumal diese eher von der zugrunde liegenden, den Krampfanfall auslösenden neurologischen Schädigung bestimmt werden (Gaynor et al. 2006). Ein zerebrovaskulärer Insult thrombotischer oder embolischer Genese während oder unmittelbar nach der Operation kann bei postoperativer Sedierung und Relaxierung für Tage der Diagnostik entgehen. Sowohl intraoperativ (Exposition des Blutes gegenüber einer Fremdoberfläche) und bei Abgang von der extrakorporalen Zirkulation (Luftembolie) als auch postoperativ (venöse Stase, Imbalance der Gerinnungsfaktoren, chirurgische Residualbefunde, prothetisches Material) können embolische Ereignisse eintreten. Soll durch die primäre Prophylaxe das Risiko erkannt (z. B. durch Thrombophilie-Screening) und das Auftreten eines Insults verhindert werden, so soll die sekundäre Prophylaxe einer Wiederholung vorbeugen.

Postoperative **Dyskinesien,** am häufigsten als Choreoathetose beschrieben, treten mit einer Latenz von Tagen und mit einer Inzidenz von etwa 0,5 %

führen, kommen häufiger bei zyanotischen Vitien vor und lassen auf eine besondere intraoperative Vulnerabilität der Basalganglien schließen. Eine Rückbildung ist meist nicht ganz vollständig.

2.14.3 Neurophysiologisches Monitoring

Die Möglichkeiten des neurophysiologischen Monitorings sowie der Überwachung des zerebralen Sauerstoffverbrauchs und -angebots sind perioperativ limitiert. Die nichtinvasive Bestimmung der regionalen zerebralen Sauerstoffsättigung mittels »near-infrared spectroscopy« (NIRS) zeigt unter gewissen Einschränkungen eine gute Korrelation zur invasiv bestimmten gemischtvenösen Sättigung (Nagdyman et al. 2005; Tortoriello et al. 2005). Jedoch werden erst prospektive Studien zum neurologischen Outcome den Wert dieser Methode zur Dokumentation einer ausreichenden Hirnprotektion klären. Die transkranielle Dopplersonographie der A. cerebri media und die NIRS wurden bereits intraoperativ als Monitoring der zerebralen Perfusion eingesetzt, sind jedoch gegenwärtig nur innerhalb bestimmter Grenzen anwendbar (Andropoulos et al. 2003). Vergleichbares gilt für das »Bispectralindex«-Monitoring, eine elektroenzephalograpische Varianzanalyse zur quantitativen Erfassung des Bewusstseinsgrades bzw. der Sedierungstiefe während der Narkose (Hayashida et al. 2003). Fortschritte der Magnetresonanztomographietechnologie wie die Magnetresonanzspektroskopie liefern zusätzliche Informationen. Eine zerebrale Laktatspiegelerhöhung wurde präoperativ in >50 % der Fälle beschrieben, möglicherweise als Folge der Kombination von Zyanose und vermindertem Herzzeitvolumen (Hanrahan et al. 1999).

2.15 Postoperative mechanische Kreislaufunterstützung

Ein myokardiales Pumpversagen kann verschiedene Ursachen haben. Myokardiale und/oder pulmonale Dysfunktionen können eine mechanische Unterstützung erforderlich machen, postoperativ als Prolongieren der extrakorporalen Zirkulation.

2.15.1 Indikationen

Zu den wesentlichen Indikationen einer mechanischen Kreislaufunterstützung zählen:
- postoperative Myokarddysfunktion (LCOS), insbesondere nach Korrektur

- akute Myokarditis,
- notwendige Überbrückung bis zur Transplantation bei dilatativer Kardiomyopathie oder (»end stage«) angeborenem Herzfehler,
- therapierefraktäre Dysrhythmien mit hämodynamischer Kompromittierung (supraventrikuläre Tachykardie, junktionale ektope Tachykardie, ventrikuläre Tachykardie),
- nicht therapierbare pulmonale Hypertension,
- pulmonale Dysfunktion (durch Blutung oder lange Bypasszeit),
- »acute respiratory distress syndrome« (ARDS).

Selten erfolgt der Einsatz zur präoperativen Stabilisierung. Voraussetzungen zur Anwendung mechanischer Kreislaufunterstützungssysteme sind, dass

- es sich um eine reversible, innerhalb absehbarer Zeit therapierbare Erkrankung handelt,
- die konventionelle Behandlung ein hohes Mortalitätsrisiko birgt,
- postoperativ residuelle strukturelle Veränderungen ausgeschlossen wurden,
- chirurgische Blutungen unter Kontrolle sind,
- keine neurologischen Veränderungen nachweisbar sind (Ausschluss einer Hirnblutung),
- die medikamentöse Therapie maximale Grenzen (Kombination introp wirksamer Medikamente, Adrenalin in einer Dosis von >0,3 µg/kg KG/min) erreicht hat.

Zugleich können eine metabolische Azidose, eine Oligurie und steigende Laktatwerte (>0,75 mmol/l/Tag) bestehen. Der optimale Zeitpunkt für den Beginn der extrakorporalen Kreislaufunterstützung unterliegt jedoch auch der subjektiven Einschätzung. Bei weit weniger als 1 % der herzchirurgischen Eingriffe wird die Notwendigkeit einer extrakorporalen Zirkulation gesehen (Duncan et al. 1998; Morris et al. 2004; Walker et al. 2003).

2.15.2 Extrakorporale Membranoxygenierung und ventrikuläre Unterstützungssysteme

Im Kindesalter stehen gegenwärtig 2 Verfahren im Vordergrund, für die nach der bisherigen Erfahrung Anwendungsrichtlinien formuliert werden konnten: extrakorporale Membranoxygenierung (»extracorporeal membrane oxygenation«, ECMO) zur kardiopulmonalen Unterstützung und ventrikuläre Unterstützungssysteme (»ventricular assist devices«, VAD) zur Anwendung bei myokardialem Pumpversagen.

Besteht postoperativ eine myokardiale Dysfunktion, kann bei Kindern mit

stützungssystem und bei Kindern mit einem Körpergewicht von <5 kg sowie bei solchen mit pulmonaler und myokardialer Dysfunktion die ECMO gewählt werden. Aber auch für Kinder mit einem Gewicht von <5 kg sind VAD verfügbar. Die Entscheidung für eines der Unterstützungssysteme ist individuell zu treffen, u. a. abhängig von uni- oder biventrikulären Zirkulationsverhältnissen sowie dem Vorliegen eines Atriumseptumdefekts, aber auch abhängig von den an der jeweiligen Institution bestehenden Erfahrungen. Die Anwendung einer intraaortalen Ballonpumpe unterliegt im Kindesalter technischen Limitationen (höhere Compliance der Aorta, höhere Herzfrequenz).

Die grundsätzlichen Vorteile der ECMO sind die Möglichkeiten der peripheren Kanülierung, der biventrikulären Unterstützung, der effektiven Oxygenierung und Anwendbarkeit im Neugeborenenalter. Nachteilig sind die notwendige Antikoagulation, dadurch bedingte Blutungskomplikationen, der verminderte pulmonale Blutfluss und die nichtpulsatilen Flussverhältnisse (Aharon et al. 2001; Mehta et al. 2000). Der Einsatz eines VAD erfolgt zumeist bei Myokarditis, nach Korrektur von Koronararterienanomalien, bei dilatativer Kardiomyopathie oder bei akuter Abstoßungsreaktion nach Herztransplantation. Vorteilhaft ist hier der geringere Antikoagulationsbedarf.

Können ECMO und VAD kurzfristig (<30 Tage) eine mechanische Unterstützung bieten, so sind zur Langzeitunterstützung (>30 Tage) spezielle Systeme erforderlich, die einen pulsatilen Fluss, die Möglichkeit der biventrikulären Unterstützung und einen relativ geringen Antikoagulationsbedarf bieten (z. B. Berlin Heart VAD, MEDOS VAD; Reinhartz et al. 2002). Die ECMO kann venoarteriell zur mechanischen Kreislaufunterstützung und zur Entlastung des Herzens oder venovenös bei Lungenversagen durchgeführt werden. Die postoperative Kanülierung erfolgt über den rechten Vorhof und die aszendierende Aorta oder über die A. carotis und die V. jugularis interna. Bei venoarterieller Kanülierung werden etwa 70 % des venösen Rückflusses dem Oxygenator zugeleitet. Durch die Verminderung der Vorlast sind beide Ventrikel entlastet. Die Flussgeschwindigkeit beträgt 100–120 ml/kg KG/min. Die Ventilation ist reduziert (Inspirationsdruck: 20 cmH$_2$O; Atemfrequenz: 20/min; PEEP: 2–4 cmH$_2$O; inspiratorische Sauerstofffraktion: 0,4). Niedrigdosiert können ggf. Katecholamine gegeben werden, um eine leichte Inotropie zu bedingen und die Nierenperfusion zu unterstützen. Der Gasfluss durch den Oxygenator ist weniger für die Oxygenierung (durch größeren Oxygenator steigerbar) als für die Kohlendioxidelimination bedeutsam.

Der arterielle Mitteldruck sollte bei Säuglingen um 40 mmHg, bei älteren Kindern um 60 mmHg gehalten werden. Eine systolische Hypertension und ein erhöhter systemarterieller Widerstand machen die Gabe von Nachlastsenkern (Natriumnitroprussid, Nitroglyzerin, Phenoxybenzamin) notwendig. Eine myokardiale Erholung kann durch den Beginn der arteriellen Pulsation

10 mmHg. Das Monitoring des Herzzeitvolumens schließt Blutgasanalysen sowie die Beobachtung der gemischtvenösen Sauerstoffsättigung und der Urinausscheidung ein.

»Capillary leak« und Flüssigkeitsretention können zusätzlich eine Hämofiltration erforderlich machen. Die Antikoagulation mit Heparin (400–1000 IE/kg KG/Tag) wird durch die »activated clotting time« (ACT, angestrebt werden 180–220 s) überwacht. Das mögliche Eintreten einer disseminierten intravasalen Gerinnung und einer Hämolyse ist ebenfalls zu bedenken. Der Hämatokrit sollte bei 40–50 % und die Thrombozytenzahl bei >100.000/µl liegen.

> ▶ **Grundsätzlich bedarf die aufwendige Behandlung eines Patienten an der ECMO eines multidisziplinären Teams (Fuhrman et al. 1999; Shen u. Ungerleider 2004).**

Die häufigsten **Komplikationen der ECMO** sind:
- Blutung,
- Thromboembolie,
- Luftembolie,
- Infektionen (Sepsis, Mediastinitis),
- plötzlicher Ausfall des Unterstützungssystems.

Ein massiver Transfusionsbedarf kann zu pulmonalen Problemen und Multiorganversagen führen. Zerebrale Blutungen und Embolien können eintreten, sodass langfristig neurologische Probleme resultieren und wesentlich zur postoperativen Morbidität beitragen. Die Entwicklung einer Niereninsuffizienz mit Kreatininspiegelanstieg wird als prognostisch ungünstiger Faktor gewertet (Montgomery et al. 2000; Sorof et al. 1999).

Zur **Entwöhnung von der ECMO** unter engmaschigem Monitoring des Herzzeitvolumens und der Füllungsdrücke werden inotrope Katecholamine gegeben und der Fluss an der ECMO schrittweise (in Schritten von 5–10 % bis zu einem Fluss von 25 %) reduziert. Zumeist wird die ECMO nicht länger als 2–3 Tage vorgenommen, zur Entwöhnung können 1–2 weitere Tage erforderlich sein.

Die Überlebensrate nach ECMO aus kardialer Indikation liegt bei 40–50 %. Zumeist sind keine langfristigen Folgen zu verzeichnen. Je früher (im Operationssaal oder innerhalb der ersten 12 h postoperativ) die Entscheidung für ein Unterstützungssystem getroffen wird, umso günstiger sind die Ergebnisse. Eine prolongierte Kreislaufunterstützung über 72 h hinaus ist prognostisch ungünstig. Innerhalb dieses Zeitraums ist eine Rückbildung der kardiotomiebedingten Myokarddysfunktion zu erwarten. Je länger eine ECMO-Behandlung notwendig ist, umso geringer ist die Überlebensrate, da neben einer unzureichenden Myokarderholung Funktionseinschränkungen übriger

Kolovos et al. 2003; Morris et al. 2004). Nach 7 Tagen bestehen kaum noch Erholungschancen.

Bei Kindern mit hypoplastischen Linksherzsyndrom ist der frühe Einsatz der mechanischen Kreislaufunterstützung bereits empfohlen worden, um bei maximaler Kreislaufunterstützung (Dopamin in einer Dosierung von 10 µg/kg KG/min, Suprarenin in einer Dosierung von 0,2 µg/kg KG/min) eine Dekompensation unter fortgesetzter konservativer Therapie zu verhindern. In anderen Studien wird hingegen ein nichtelektiver ECMO-Einsatz erwogen (nur bei Patienten indiziert, für die keine Entwöhnung von der Herz-Lungen-Maschine möglich ist; dies sind etwa 9 % der Kinder mit hypoplastischem Linksherzsyndrom; Hintz et al. 2005; Ravinshankar et al. 2003; Ungerleider et al. 2004). Hier kommt auch der sog. NOMOVAD-Einsatz infrage (NOMOVAD: »No Membrane Oxygenator Ventricular Assist Device«) (Shen u. Ungerleider 2004).

Literatur

Aharon AS, Drinkwater DC, Churchwell KB et al. (2001) Extracorporeal membrane oxygenation in children after repair of congenital cardiac lesions. Ann Thorac Surg 72: 2095–2101

Andropoulos DB, Stayer SA, McKenzie DE et al. (2003) Novel cerebral physiologic monitoring to guide low-flow cerebral perfusion during neonatal aortic arch reconstruction. J Thorac Cardiovasc Surg 125: 491–499

Atz AM, Adatia I, Wessel DL (1996) Rebound pulmonary hypertension after inhalation of nitric oxide. Ann Thorac Surg 62: 1759–1764

Atz AM, Lefler AK, Fairbrother DC (2002) Sildenafil augments the effect of inhaled nitric oxide for postoperative pulmonary hypertensive crisis. J Thorac Cardiovasc Surg 124: 628–629

Bailey JM, Miller BE, Lu W et al. (1999) The pharmocokinetics of milrinone in pediatric patients after cardiac surgery. Anesthesiology 90: 1012–1018

Barst RJ, Rubin LJ, Long WA et al. (1996) A comparison of continuous intravenous epoprostenol (prostacyclin) with conventional therapy for primary pulmonary hypertension. N Engl J Med 334: 296–302

Bassan H, Gauvreau K, Newberger JW et al. (2005) Identification of pressure passive cerebral perfusion and its mediators after infant cardiac surgery. Pediatr Res 57: 35–41

Batra AS, Chun DS, Johnson TR et al. (2006) A prospective analysis of the incidence and risk factors associated with junctional ectopic tachycardia following surgery for congenital heart disease. Pediatr Cardiol 27: 51–55

Beke DM, Braudis NJ, Lincoln P (2005) Management of the pediatric postoperative cardiac surgery patient. Crit Care Nurs Clin N Am 17: 405–416

Bellinger DC, Wypij D, du Plessis AJ et al. (2001) Developmental and neurologic effects of alpha-stat versus pH-stat strategies for deep hypothermic cardiopulmonary bypass

Bellinger DC, Wypij D, Kuban KC et al. (1999) Developmental and neurological status of children at 4 years of age after heart surgery with hypothermic circulatory arrest or low-flow cardiopulmonary bypass. Circulation 100: 526–532

Berdat PA, Eichenberger E, Ebell J et al. (2004) Elimination of proinflammatory cytokines in pediatric cardiac surgery: analysis of ultrafiltration method and filter type. J Thorac Cardiovasc Surg 127: 1688–1696

Berg RA, Donnerstein RL, Padbury JF (1993) Dobutamine infusions in stable, critically ill children: pharmacokinetics and hemodynamic actions. Crit Care Med 21: 678–688

Bove T, Landoni G, Calabro MG et al. (2005) Renoprotective action of fenoldopam in high-risk patients undergoing cardiac surgery: a prospective, double-blind, randomized clinical trial. Circulation 111: 3230–3235

Brown KL, Ridout DA, Goldman AP et al. (2003) Risk factors for long intensive care unit stay after cardiopulmonary bypass in children. Crit Care Med 31: 28–33

Bronicki RA, Backer CL, Baden HP et al. (2000) Dexamethasone reduces the inflammatory response to cardiopulmonary bypass in children. Ann Thorac Surg 69: 1490–1495

Bulutcu FS, Ozbek U, Polat B et al. (2005) Which may be effective to reduce blood loss after cardiac operations in cyanotic children: tranexamine acid, aprotinin or a combination? Paediatr Anaesth 15: 41–46

Carvalho MV, Maluf MA, Catani R et al. (2001) Cytokines and pediatric open heart surgery with cardiopulmonary bypass. Cardiol Young 11: 36–43

Casey LC (1993) Role of cytokines in the pathogenesis of cardiopulmonary-induced multisystem organ failure. Ann Thorac Surg 36: S93–S96

Chan K, Ip P, Chiu C, Cheung Y (2003) Peritoneal dialysis after surgery for congenital heart disease in infants and young children. Ann Thorac Surg 76: 1443–1449

Chaney MA (2002) Corticosteroids and cardiopulmonary bypass: A review of clinical Investigations. Chest 121: 921–931

Chang AC (2003) Inflammatory mediators in children undergoing cardiopulmonary bypass: Is there a unified field theory amidst this biomolecular chaos? Pediatr Crit Care Med 4: 386–387

Chang AC (2005) Common problems and their solutions in pediatric cardiac intensive care. Cardiol Young 15 (Suppl 1): 169–173

Chang AC, Atz AM, Wernovsky G et al. (1995) Milrinone: systemic and pulmonary hemodynamic effects in neonates after cardiac surgery. Crit Care Med 23: 1907–1914

Checchia PA, Backer CL, Bronicki RA et al. (2003) Dexamethson reduces postoperative troponin levels in children undergoing cardiopulmonary bypass. Crit Care Med 31: 1742–1746

Checchia PA, Bronicki RA, Costello JM et al. (2005) Steroid use before pediatric cardiac operation using cardiopulmonary bypass: An international survey of 36 centers. Pediatr Crit Care Med 6: 442–445

Cheung PY, Chui N, Joffe AR et al. (2005) Postoperative lactate concentrations predict the outcome of infants aged 6 weeks or less after intracardiac surgery: a cohort follow-up to 18 months. J Thorac Cardiovasc Surg 130: 837–843

Christenson JT, Maurice J, Simonet F, Velebit V, Schmuziger M (1996) Open chest and delayed sternal closure after cardiac surgery. Eur J Cardiothorac Surg 10: 305–311

Clancy RR, McGaurn SA, Wernovsky G et al. (2003) Risk of seizures in survivors of newborn

Codispoti M, Mankad PS (2000) Management of anticoagulation and its reversal during pediatric cardiopulmonary bypass: A review of current UK practice. Perfusion 15: 191–201

Costello JM, Thiagarajan RR, Dionne RE et al. (2006) Initial experience with fenoldopam after cardiac surgery in neonates with an insufficient response to conventional diuretics. Pediatr Crit Care Med 7: 28–33

Craig J, Fineman LD, Moynihan P et al. (2001) Cardiovascular critical care problems. In: Curley MAQ, Moloney-Harmon P (eds) Critical care nursing of infants and children, 2nd edn. Saunders, Philadelphia, pp 579–654

Davis S, Worley S, Mee RB, Harrison AM (2004) Factors associated with early extubation after cardiac surgery in young children. Pediatr Crit Care Med 5: 63–68

Dent CL, Spaeth JP, Jones BV et al. (2006) Brain magnetic resonance imaging abnormalities after the Norwood procedure using regional cerebral perfusion. J Thorac Cardiovasc Surg 131: 190–197

Despotis GJ, Avidan MS, Hogue CW (2001) Mechanisms and attenuation of hemostatic activation during extracorporal circulation. Ann Thorac Surg 72: 1821–1831

Diaz LK (2006) Anesthesia and postoperative analgesia in pediatric patients undergoing cardiac surgery. Paediatr Drugs 8: 223–233

Dickerson HA, Chang AC (2005) Steroids and low cardiac output syndrome after cardiac surgery in children. Pediatr Crit Care Med 6: 495–496

Dodge-Khatami A, Miller OI, Anderson RH et al. (2002) Surgical substrate of postoperative junctional ectopic tachycardia in congenital heart defects. J Thorac Cardiovasc Surg 123: 624–630

Donald C, Duncan R, Blair L, Thakore S, Clark M (2007) Paediatric analgesia in the emergency department, are we getting it right? Eur J Emerg Med 14: 157–159

Douri M, Shafi T, Khudairi D (2000) Effect of the administration of recombinant activated factor VII in the management of severe uncontrolled bleeding in patients undergoing heart valve replacement surgery. Blood Coagul Fibrinolysis 11 (Suppl 1): 121–127

Doyle RA, Dhir AK, Moors AH et al. (1995) Treatment of perioperative low cardiac output syndrome. Ann Thorac Surg 59: S3–S11

Duggal B, Pratap U, Slavik Z, Kaplanova J, Macrae D (2005) Milrinone and low cardiac output following cardiac surgery in infants: is there a direct myocardial effect? Pediatr Cardiol 26: 642–645

Duncan BW, Ibrahim AE, Hraska V et al. (1998) Use of rapid-deployment extracorporeal membrane oxygenation for the resuscitation of pediatric patients with heart disease after cardiac arrest. J Thorac Cardiovasc Surg 116: 305–311

Dunser MW, Mayr AJ, Stallinger A et al. (2003) Cardiac performance during vasopressin infusion in postcardiotomy shock. Intensive Care Med 28: 746–751

Finkelstein R, Rabino G, Mashiah T et al. (2002) Vancomycin versus cefazolin prophylaxis for cardiac surgery in the setting of a high prevalence of methicillin-resistent staphylococcal infections. J Thorac Cardiovasc Surg 123: 326–332

Follath F, Franco F, Cardoso JS (2005) European experience on the practical use of levosimendan in patients with acute heart failure syndromes. Am J Cardiol 96: 80G–85G

Forbess JM, Visconti KJ, Bellinger DC et al. (2002) Neurodevelopmental outcomes after biventricular repair of congenital heart defects. J Thorac Cardiovasc Surg 123: 631–

Freed MD (1989) Invasive diagnostic and therapeutic techniques, Part 1: Cardiac catheterization. In: Adams FH, Emmanoulides GC, Riemenschneider TA (eds) Moss' heart disease in infants, children, and adolescents, 4th edn. Williams & Wilkins, Baltimore, p 143

Fuhrman BP, Hernan LJ, Rotta AT et al. (1999) Pathophysiology of cardiac extracorporeal membrane oxygenation. Artif Organs 23: 966–969

Gajarski RJ, Mosca RS, Ohye RG (2003) Use of extracorporeal life support as a bridge to pediatric cardiac transplantation. J Heart Lung Transplant 22: 28–34

Galie N, Hinderliter AL, Torbicki A et al. (2003) Effects of the oral endothelin-receptor antagonist bosentan on echocardiographic and Doppler measures in patients with pulmonary artery hypertension. J Am Coll Cardiol 16: 1380–1386

Galli KK, Zimmerman RA, Jarvik GP et al. (2004) Periventricular leukomalacia is common after neonatal cardiac surgery. J Thorac Cardiovasc Surg 127: 692–704

Gaynor JW (2003) The effect of modified ultrafiltration on the postoperative course in patients with congenital heart disease. Semin Thorac Cardiovasc Surg Pediatr Card Surg Annu 6: 128–139

Gaynor JW, Jarvik GP, Bernbaum J et al. (2006) The relationship of postoperative electro-graphic seizures to neurodevelopmental outcome at 1 year of age after neonatal and infant cardiac surgery. J Thorac Cardiovasc Surg 131: 181–189

Goldstein SL, Chang AC (2006) Fluid balance in children after cardiac surgery: is fenoldo-pam an answer? Pediatr Crit Care Med 7: 89–90

Gregorates G, Abrams J, Epstein AE et al. (2002) ACC/AHA/NASPE 2002 guidelines update for implantation of cardiac pacemakers and antiarrhythmia devices. Circulation 106: 2145–2161

Grossi EA, Kallenbach K, Chau S et al. (2000) Impact of heparin bonding on pediatric cardio-pulmonary bypass: a prospective randomised study. Ann Thorac Surg 70: 191–196

Gupta VK, Cheifetz IM (2006) Heliox administration in the pediatric intensive care unit: An evidence-based review. Pediatr Crit Care 6: 204–211

Hanisch D (2001) Pediatric arrhythmias. J Pediatr Nurs 16: 351–362

Hanrahan JD, Cox IJ, Azzopardi D et al. (1999) Relation between proton magnetic resonance spectroscopy within 18 hours of birth asphyxia and neurodevelopment at 1 year of age. Dev Med Child Neurol 41: 76–82

Hausdorf G (2000) Intensivtherapie angeborener Herzfehler. Steinkopff, Darmstadt

Hayashida M, Chinzei M, Komatsu K et al. (2003) Detection of cerebral hypoperfusion with bispectral index during cardiac surgery. Br J Anaesth 90: 694–698

Hintz SR, Benitz WE, Colby CE et al. (2005) Utilization and outcomes of neonatal cardiac extracorporeal life support 1996–2000. Pediatr Crit Care Med 6: 33–38

Hoffman TM, Wernovsky G, Wieand TS et al. (2003) The incidence of arrhythmias in a pediatric cardiac intensive care unit. Pediatr Cardiol 23: 598–604

Hoffmann TM, Wernovsky G, Atz AM et al. (2002) Prophylactic intravenous use of milrinone after cardiac operation in pediatrics (PRIMACORP). Am Heart 143: 15–21

Hoffmann TM, Wernovsky G, Atz AM et al. (2003) Efficacy an safety of milrinone in preventing low cardiac output syndrome in infants and children after corrective surgery for congenital heart disease. Circulation 107: 996–1002

Horton SB, Butt WW, Mullaly RJ et al. (1999) IL-6 and IL-8 levels after cardiopulmonary

Huang H, Yao T, Wang W et al. (2003) Continuous ultrafiltration attenuates the pulmonary injury that follows open heart surgery with cardiopulmonary bypass. Ann Thorac Surg 76: 136–140

Huber D, Kretz FJ (2005) Efficacy of clonidine in paediatric anaesthesia. Anästhsiol Intensivmed 40: 567–575

Janousek J, Vojtovic V, Chaloupecky V et al. (2000) Hemodynamically optimized temporary cardiac pacing after surgery for congenital heart defects. Pacing Clin Electrophysiol 23: 1250–1259

Journois D, Baufreton C, Mauriat P et al. (2005) Effects of inhaled nitric oxide administration on early postoperative mortality in patients operated for correction of atrioventricular canal defects. Chest 128: 3537–3544

Kaltman JR, DI H, Tian Z et al. (2005) Impact of congenital heart disease on cerebrovascular blood flow dynamics in the fetus. Ultrasound Obstr Gyn 25: 32–36

Kirklin JW, Barratt-Boyes BG (1993) Postoperative care. In: Terry D (ed) Cardiac suregry. Curchill Livingstone, New York, pp 222–225

Kissoon N, Rimensberger PC, Bohn D (2008) Ventilation strategies and adjunctive therapy in severe lung disease. Pediatr Clin North Am 55: 709–733

Kolovos NS, Bratton SL, Moler FW et al. (2003) Outcome of pediatric patients treated with extracorporeal life support after cardiac surgery. Ann Thorac Surg 76: 1435–1441

Laird WP, Snyder CS, Kertesz NJ et al. (2003) Use of amiodarone for postoperative junctional ectopic tachycardia in children. Pediatr Cardiol 24: 133–137

Langley SM, Chai PJ, Miller JR et al. (1999) Intermittent perfusion protects the brain during deep hypothermic circulatory arrest. Ann Thorac Surg 68: 4–12

Lechner E, Hofer A, Mair R et al. (2007) Arginine-vasopressin in neonates with vasodilatory shock after cardiopulmonary bypass. Eur J Pediatr 166: 1221–1227

Lee C, Mason LJ (2001) Pediatric cardiac emergencies. Anesthesiol Clin North Am 19: 287–308

Leonhard SR, Nikaidoh H, Copeland MM et al. (1997) Cardiothoracic surgery. In: Levin DL, Morris FC (eds) Essentials of pediatric intensive care, 2nd edn. Churchill Livingstone, New York, pp 611–623

Li JS, Bengur AR, Ungerleider RM et al. (1998) Abnormal left ventricular filling after neonatal repair of congenital heart disease: association with increased mortality and morbidity. Am Heart J 136: 1075–1080

Limperopoulos C, Majnemer A, Shevell MI et al. (2000) Neurodevelopmental status of newborns and infants with congenital heart defects before and after open heart surgery. J Pediatr 137: 638–645

Lindberg L, Forsell C, Jögi P, Olsson AK (2003) Effects of dexamethasone on clinical course, C-reactive protein, S100B protein and von Willebrand factor antigen after paediatric cardiac surgery. Br J Anaesth 90: 728–732

Mackie AS, Booth T, Newburger JW et al. (2005) A randomised, double-blind, placebo-controlled pilot trial of trijodthyronine in neonatal heart surgery. J Thorac Cardiovasc Surg 130: 810–816

Maher KO, Van Der Elzen K, Mosca RS, Chenoweth CE, Kulik TJ (2002) A retrospective review of three antibiotic prophylaxis regimes for pediatric cardiac surgical patients.

Mahle WT, Cuadrado AR, Kirshbom PM, Kanter KR, Sinsic JM (2005) Niseritide in infants and children with congestive heart failure. Pediatr Crit Care Med 6: 543–546

Mahle WT, Tavani F, Zimmerman R et al. (2002) An MRI study of neurological injury before and after congenital heart surgery. Circulation 106: 109–114

Mahmoud AS, Burhani MS, Hannef AA et al. (2005) Effect of modified ultrafiltration on pulmonary function after cardiopulmonary bypass. Chest 128: 3447–3453

Mehta U, Laks H, Sadeghi A et al. (2000) Extracorporeal membrane oxygenation for cardiac support in pediatric patients. Am Surg 66: 879–886

Miller OI, Tang SF, Keech A et al. (2000) Inhaled nitric oxide and prevention of pulmonary hypertension after congenital heart surgery: a randomised double-blind study. Lancet 356: 1464–1469

Moffett BS, Chang AC (2006) Future pharmacologic agents for treatment of heart failure in children. Pediatr Cardiol 27: 533–551

Monroe DM, Hoffman M, Oliver JA (1997) Platelet activity of high-dose factor VIIa is independent of tissue factor. Br J Haematol 99: 542–547

Montgomery VL, Strotman JM, Ross MP (2000) Impact of multiple organ system dysfunction and nosocomial infections on survival of children treated with extracorporeal membrane oxygenation after heart surgery. Crit Care Med 28: 526–531

Morris MC, Ittenbach, RF, Godinez RI et al. (2004) Risk factors for mortality in 137 pediatric cardiac intensive care unit patients managed with extracorporeal membrane oxygenation. Crit Care Med 32: 1061–1069

Mossinger H, Dietich W, Braun SL (2003) High-dose aprotinin reduces activation of hemostasis, allogeneic requirements and duration of postoperative ventilation in pediatric cardiac surgery. Ann Thorac Surg 75: 430–437

Mou SS, Haudek SB, Lequier L et al. (2002) Myocardial inflammatory activation in children with congenital heart disease. Crit Care Med 30: 827–832

Murzi B, Lervasi G, Masini S et al. (1995) Thyroid hormones hemostasis in patients during and after cardiopulmonary bypass. Ann Thorac Surg 59: 481–485

Nagashima M, Imai Y, Seo K et al. (2000) Effect of hemofiltrated whole blood pump priming on hemodynamics and respiratory function after arterial switch operation in neonates. Ann Thorac Surg 70: 1901–1906

Nagdyman N, Fleck T, Schubert S et al. (2005) Comparison between cerebral tissue oxygenation index measured by near-infrared spectroscopy and venous jugular bulb saturation in children. Intensive Care Med 31: 846–850

Naik SK, Knight A, Elliott MJ (1991) A successful modification of ultrafiltration for cardio-pulmonary bypass in children. Perfusion 6: 41–50

Neuhof C, Walter O, Dapper F et al. (2003) Bradykinin and histamine generation with generalized enhancement of microvascular permeability in neonates, infants, and children undergoing cardiopulmonary bypass surgery. Pediatr Crit Care 4: 299–304

Newburger JW, Wypij D, Bellinger DC et al. (2003) Length of stay after infant heart surgery is related to cognitive outcome at age 8 years. J Pediatr 143: 67–73

Niederhäuser U, Vogt M, Vogt P et al. (1997) Cardiac surgery in a high-risk group of patients: is prolonged postoperative antibiotic prophylaxis effective? J Thorac

Penny DJ, Sano T, Smolich JJ (2001) Increased systemic oxygen consumption offsets improved oxygen delivery during dobutamine infusion in newborn lambs. Intensive Care Med 27: 1518–1525

Perry JC, Walsh EP (1998) Diagnosis and management of cardiac arrhythmias. In: Chang AC, Hanley FL, Wernovsky G et al. (eds) Pediatric cardiac intensive care. Lippincott, Williams and Wilkins, Philadelphia, pp 461–480

Prins I, Plötz FB, Uiterwaal C, van Vught HJ (2001) Low-dose dopamine in neonatal and pediatric intensive care: a systematic review. Int Care Med 27: 206–210

Pychynska-Pokorska M, Moll JJ, Krajewski W, Jarosik P (2004) The use of recombinant coagulation factor VIIa in uncontrolled postoperative bleeding in children undergoing cardiac surgery with cardiopulmonary bypass. Pediatr Crit Care Med 5: 246–250

Rappaport LA, Wypij D, Bellinger DC et al. (1998) Relation of seizures after cardiac surgery in early infancy to neurodevelopmental outcome. Boston Circulatory Arrest Study Group. Circulation 97: 773–779

Ravinshankar C, Tabbutt S, Wernovsky G (2003) Critical care in cardiovascular medicine. Curr Opin Pediatr 15: 443–453

Reid RW, Zimmermann AA, Laussen PC (1997) The efficacy of tranexamic acid versus placebo in decreasing blood loss in pediatric patients undergoing repeat cardiac surgery. Anesth Analg 84: 990–996

Reinhartz O, Stiller B, Eilers R et al. (2002) Current clinical status of pulsatile pediatric circulatory support. ASAIO J 48: 455–459

Rimensberger PC, Spahr-Schopfer I, Berner M et al. (2001) Inhaled nitric oxide versus aerolized iloprost in secondary pulmonary hypertension in children with congenital heart disease. Circulation 103: 544–548

Ririe DG, James RL, O'Brien JJ (2002) The pharmagokinetics of epsilon-aminocaproic acid in children undergoing surgical repair of congenital heart disease. Anesth Analg 94: 44–49

Rosenzweig EB, Starc TJ, Chen JM et al. (1999) Intravenous arginine-vasopressin in children with vasodilatory shock after cardiac surgery. Circulation 100: 182–186

Rossano JW, Chang AC (2006) Perioperative management of patients with poorly functioning ventricles in the setting of the functionally univentricular heart. Cardiol Young 16 (Suppl): 47–54

Samir K, Riberi A, Ghez O et al. (2002) Delayed sternal closure: a life-saving measure in neonatal open heart surgery; could it be predictable? Eur J Cardiothorac Surg 21: 787–793

Schulze-Neick I, Dietz P, Stiller B et al. (2002) Sildenafil is a potent pulmonary vasodilator in children after heart surgery. Circulation 19 (Suppl): 396

Schulze-Neick I, Li J, Penny DJ, Reddington AN (2001) Pulmonary vascular resistance after cardiopulmonary bypass in infants: effect on postoperative recovery. J Thorac Cardiovasc Surg 121: 1033–1039

Seri I, Tan R, Evans J (2001) Cardiovascular effects of hydrocortisone in preterm infants with pressor-resistent hypotension. Pediatrics 107: 1070–1074

Shen I, Ungerleider RM (2004) Routine use of mechanical ventricualr assist following the Norwood procedure. Semin Thorac Cardiovasc Surg Pediatr Card Surg Annu 7: 16–21

Shillingford AJ, Marino BS, Ittenbach RF et al. (2005) Microcephaly is common in neonates

Shore S, Nelson DP, Pearl JM et al. (2001) Usefulness of corticosteroid therapy in decreasing epinephrine requirements in critically ill infants with congenital heart disease. Am J Cardiol 88: 591–594

Simsic J, Scheurer M, Tobias JD et al. (2006) Perioperative effects and safety of nesiritide following cardiac surgery in children. J Intensive Care Med 21: 22–26

Skaryak LA, Lodge AJ, Kirshbom PM et al. (1996) Low-flow cardiopulmonary bypass produces greater pulmonary dysfunction than circulatory arrest. Ann Thorac Surg 62: 1284–1288

Sorof JM, Stromberg D, Brewer ED et al. (1999) Early initiation of peritoneal dialysis after surgical repair of congenital heart disease. Pediatr Nephrol 13: 641–645

Stocker C, Penny DJ, Brizard CP et al. (2003) Intravenous sildenafil and inhaled nitric oxide: a randomised trial in infants after cardiac surgery. Intensive Care Med 29: 1996–2003

Stocker CF, Shekerdemian LS (2006) Recent developments in the perioperative management of the paediatric cardiac patient. Curr Opin Anaesthesiol 19: 375–381

Stocker CF, Shekerdemian LS, Norgaard M et al. (2007) Mechanism of a reduced cardiac output and the effects of milrinone and levosimendan in a model of infant cardiopulmonary bypass. Pediatr Crit Care 35: 252–259

Suominen PK, Dickerson HA, Moffett BS et al. (2005) Hemodynamic effects of rescue protocol hydrocortisone in neonates with low cardiac output syndrome after cardiac surgery. Pediatr Crit Care Med 6: 655–659

Tabbutt S, Duncan BW, McLaughlin D et al. (1997) Delayed sternal closure after cardiac operations in a pediatric population. J Thorac Cardiovasc Surg 113: 886–893

Takami Y, Ina H (2002) Significance of the initial arterial lactate level and transpulmonary arteriovenous lactate difference after open-heart surgery. Surg Today 32: 207–212

Tarnok A, Hambsch J, Emmrich F et al. (1999) Complement activation, cytokines, and adhesion molecules in children undergoing cardiac surgery with or without cardiopulmonary bypass. Pediatr Cardiol 20: 113–125

Thompson LD, McElhinney DB, Findlay P et al. (2001) A prospective randomised study comparing volume-standardized modified and conventional ultrafiltration in pediatric cardiac surgery. J Thorac Cardiovasc Surg 122: 220–228

Tobias JD, Berkenbosch JW, Russo P (2003) Recombinant factor VIIa to treat bleeding after cardiac surgery in an infant. Pediatr Crit Care Med 4: 49–51

Tortoriello TA, Stayer SA, Mott AR et al. (2005) A noninvasive estimation of mixed venous oxygen saturation using near-infrared spectroscopy by cerebral oximetry in pediatric cardiac surgery patients. Pediatr Anesthesia 15: 495–503

Turanlahti M, Boldt T, Palkama T et al. (2004) Pharmacokinetics of levosimendan in pediatric patients evaluated for cardiac surgery. Pediatr Crit Care 5: 457–462

Ungerleider RM, Shen I, Yeh T et al. (2004) Routine mechanical ventricular assist following the Norwood procedure – improved neurologic outcome and excellent hospital survival. Ann Thorac Surg 77: 18–22

Van der Vorst MM, Ruys-Dudok van Heel I, Kist-van Holthe JE et al. (2001) Continuous intravenous furosemide in haemodynamically unstable children after cardiac surgery. Int Care Med 27: 711–715

Walker GM, McLeod K, Brown KL et al. (2003) Extracorporeal life support as a treatment of

Wernosky G (2006) Current insights regarding neurological and developmental abnormalities in children and young adults with complex congenital cardiac disease. Cardiol Young 16: 92–104

Wernovsky G, Hoffman TM (2001) Pediatric heart failure: solving the puzzle. Crit Care Med 29: S212–S213

Wernovsky G, Wypij D, Jonas RA et al. (1995) Postoperative course and hemodynamic profil after the arterial switch operation in neonates and infants – a comparison of low-flow cardiopulmonary bypass and circulatory arrest. Circulation 92: 2226–2235

Wessel DL (2001) Managing low cardiac output syndrome after congenital heart surgery. Crit Care Med 29: S220–S230

Williams GD, Bratton SL, Riley EC (1999) Efficacy of epsilon-aminocaproic acid in children undergoing cardiac surgery. J Cardiothorac Vasc Anesth 13: 304–308

Wypij D, Newberger JW, Rappaport LA et al. (2003) The effect of duration of deep hypothermic circulatory arrest in infants on late neurodevelopment: the Boston Circulatory Arrest Trial. J Thorac Cardiovasc Surg 126: 1397–1403

Zhang S, Wang S, Li Q et al. (2005) Capillary leak syndrome in children with C4A-deficiency undergoing cardiac surgery with cardiopulmonary bypass: a double-blind, randomised controlled study. Lancet 366: 556–562

Ziemer G, Karck M, Müller H, Luhmer I (1992) Staged chest closure in pediatric cardiac surgery preventing typical and atypical cardiac tamponade. Eur J Cardio-thorac Surg 6: 91–95

Serviceteil

R. Kaulitz, A. Markewitz, A. Franke, G. Ziemer,

Stichwortverzeichnis

T

U

V

W

Z